中国国家卫生健康委员会-比尔及梅琳达·盖茨基金会

江苏省结核病防治合作项目二期

案 例 汇 编

东南大学出版社
·南 京·

图书在版编目(CIP)数据

中国国家卫生健康委员会-比尔及梅琳达·盖茨基金会 江苏省结核病防治合作项目二期案例汇编 / 朱凤才等主编. —南京:东南大学出版社,2019.9

ISBN 978 - 7 - 5641 - 8527 - 5

Ⅰ.①中…　Ⅱ.①朱…　Ⅲ.①结核病-防治-案例-汇编-江苏　Ⅳ.①R52

中国版本图书馆 CIP 数据核字(2019)第 179113 号

江苏省结核病防治合作项目二期案例汇编

主　　编	朱凤才　陈　宏　鲍务新　陆　伟
出 版 人	江建中
出版发行	东南大学出版社
	(江苏省南京市四牌楼 2 号东南大学校内　邮政编码 210096)
责任编辑	陈潇潇
网　　址	http://www.seupress.com
印　　刷	江阴金马印刷有限公司
开　　本	787mm×1092mm　1/16
印　　张	8.75
字　　数	280 千字
版 印 次	2019 年 9 月第 1 版　2019 年 9 月第 1 次印刷
书　　号	ISBN 978 - 7 - 5641 - 8527 - 5
定　　价	80.00 元

(＊东大版图书若有印装质量问题,请直接与营销部联系,电话 025-83791830)

中国国家卫生健康委员会-比尔及梅琳达·盖茨基金会

《江苏省结核病防治合作项目二期案例汇编》

编委会名单

前　言

　　为巩固、提高中国结核病防治工作取得的成果,更好地应对结核病新形势的挑战,2009 年原国家卫生部与比尔及梅琳达·盖茨基金会签署了合作开展"中国卫生部-盖茨基金会结核病防治项目"的协议。项目实施分两个阶段:验证阶段(项目一期)和示范阶段(项目二期)。

　　2009 至 2012 年,我省南通、连云港、淮安和盐城市实施了项目一期的多项研究,验证了结核病新诊断技术、新治疗管理方式、新筹资模式,以及加强疾控、医院、基层卫生机构合作的新型结核病防治服务体系的可行性和有效性,并获得了宝贵经验。

　　2012 至 2015 年,项目二期将经一期验证有效的新技术、方法和卫生服务提供方式进行了整合,以期为进一步推广提供可借鉴的经验,我省镇江市是全国 3 个试点地市之一。项目二期的实施明显提升了镇江市结核病防治体系的服务水平、效率与质量,减轻了患者的经济负担。

　　为推广项目二期行之有效的"结核病防治综合模式",按照原国家卫计委的要求,我们从结核病防治体系建设、医保政策开发和实施、医防合作、患者规范治疗和管理、新诊断技术推广应用等方面对江苏省的项目实施情况进行全面总结,汇聚 16 个案例。在每个案例的撰写过程中,力求对目标描述明确,内容具体,措施有可操作性,解决主要困难的手段清晰,并对措施的可持续性进行了讨论,以供读者思考并根据本地情况借鉴。本汇编不同章节由各地不同部门、不同县市的作者编写并附有著者信息,方便读者与著者沟通,或者到当地造访,进一步深入了解情况。

　　我们相信,本汇编的案例,对我国各级负责结核病防治工作的领导和从事结核病防治工作的医务人员都将具有参考价值,对不同领域的读者都将有所裨益,并定能为推动我国结核病防治工作做出积极贡献。本汇编的出版,凝聚了项目地区各级结核病控制工作者的辛勤劳动,以及国家项目办同事的倾情付出。在组稿期间,得到了王撷秀、金水高、王禄生和姜世闻等专家的大力支持,在此一并表示感谢!

编　者

2019 年 6 月

目　　录

相 关 文 件

镇江市结核病防治新型服务体系建设

一、背景

结核病严重危害人类的健康，是我国政府重点防控的重大传染病之一。自 20 世纪 90 年代开始，我国通过实施现代结核病控制策略形成了以结防机构为患者诊疗管理中心的结核病防治服务体系。随着我国医药卫生体制改革的发展，以及新的结核病防治形势的需要，镇江市从 2002 年起，将市级肺结核患者诊疗工作移交到定点医疗机构，实行"三位一体"的结核病防治服务体系。截至 2012 年底，镇江市所辖的所有区（市）也逐步完成了"三位一体"结核病防治服务体系的建设。

2013 年 9 月，镇江市作为全国中盖结核病项目二期试点城市，通过整合项目一期验证有效的新的结核病诊断技术、新的患者管理技术和新的筹资模式，建立集结核病的诊断、治疗、管理与筹资为一体的，加强的结核病预防控制综合模式（简称"三新一加强"）。同时，兼顾卫生服务供需双方需要，健全政策保障和完善服务体系的具体措施，确保可持续发展，开展试点实施，验证其有效性、可行性、可推广性及可持续性，为《"十三五"全国结核病防治规划》的顺利实施乃至全球结核病预防控制提供模式和经验。

二、主要措施

（一）健全政策保障，确保可持续性发展

1. 强化组织领导，确保按计划执行

结核病预防控制需要各级政府职能部门全力支持与配合，切实发挥组织领导职能，市政府成立镇江市结核病防治工作委员会，将结核病防治工作纳入综合目标管理，与各辖市、区签订"年度医改目标责任状"和"卫生工作综合目标考核"等目标责任状，强化责任，统筹协调全市结防工作。依据省、市《结核病规划》制定结核病防治工作要点、工作计划、实施细则及质量考核方案，确保按计划执行。

2. 加大经费投入，完善筹资体制

完善"政府投入为主、分级负责、多渠道筹资"原则。一是将结核病专项纳入政府规划财政预算，保障患者发现、治疗管理、疫情监测、培训督导、健康促进等经费，对基层医务人员施行激励机制，对全市结核病发现、治管、督导等工作实施行政奖励。二是加大对结核病定点医院的保障和补偿，财政每年给予市级定点医院结核病专项经费约 260 万元，加强对医院基础建设、设备采购等的投入。省、市两级财政增加项目配套投入，调整项目经费的分配比例，向定点医院倾斜，对实施结核病诊疗定额付费后诊疗收入的下降给予补偿。医院内部调整收入分配机制，保证结核病防治医务人员的收入不低于医院内部一线临床人员的平均收入。三是借力基本公卫,服务基本公卫,将结核病社区管理纳入基本公卫结核病健康管理项目,明确考核标准,考核发放经费。四是各县级财政确保人均结防经费不少于 0.5 元。

(二)拓宽统筹渠道,创新结算机制

镇江市政府制定《镇江市结核病防治"十二五"规划》,下发《镇江市调整肺结核患者医疗保险支付方式和提高保障水平实施方案》的通知,明确非耐多药肺结核患者门诊和住院报销比例不低于 80%,耐多药肺结核患者门诊和住院报销比例不低于 90%;为特困非耐多药肺结核患者和所有耐多药肺结核病患者提供强化治疗期间的营养和交通补助。2015 年,市卫计委制定下发了《关于进一步提高耐药肺结核患者保障水平的通知》,规定原需耐药患者个人支付的 10% 诊疗费用由卫生行政部门给予补助,实现了耐药患者临床路径内诊疗全免费。这些文件的出台,为创新筹资模式,完善医疗机制,提高保障水平,减轻患者负担提供了有力的政策保证。

根据国家卫计委颁布的《肺结核门诊诊疗规范》和临床路径,制定"结核病诊疗服务包"(利福平敏感、利福平耐药),实行按病种(普通肺结核、耐药肺结核)和疗程(门诊、住院)报销全覆盖的一体化结算。

1. 建立单病种报销总额包干模式

定点医院在肺结核患者"结核病诊疗服务包"内开展规范诊疗,实行总额包干。对住院患者实行按病种付费(普通 8 000 元/例、耐药全程 42 500 元/例),将城镇居民的普通肺结核纳入门诊特殊病种,实行定额结算(3 000 元/例),医保结算中心则按规定的定额标准与定点医院进行结算。

2. 实现"医保+医疗救助+慈善助医"报销一体化

普通肺结核纳入(城镇)居民门诊特殊病种,实行定额付费,先由(城镇)居民医疗保险基金报销,不足部分由医疗救助进行补助,按 80% 的报销比例进行报销;耐药肺结核纳入重大疾病范畴,实行定额付费,享受医疗救助和慈善助医待遇;新农合则按规定的80% 和 90% 报销比例由新农合基金直接报销支付。

3. 执行肺结核患者一站式结算服务

定点医院增设了肺结核患者诊断、治疗和费用报销一体化的绿色专用通道,患者诊疗费用实时结算,患者关怀经费也由定点医院按标准直接发放到患者手中。

(三)完善服务体系,确保常态化运行

1. 明确机构职责,确保合作顺畅

镇江市自 2002 年起,逐步明确各部门的职责,建设结核病定点医院,试行结核病归口诊治,强化医防协作,充分发挥各级医疗机构在结核病防治中的作用,全面建设以疾控为核心、定点医院为抓手及基层医疗机构为依托的"三位一体"的结核病防治服务体系。实施中盖项目以后,进一步拓展和明确了卫生行政部门在政策出台、经费落实、综合协调等方面履行职责;疾控机构将工作重心转向质量控制、信息管理、健康促进、早期干预、监测评价、疫情分析和督导检查等方面,并协助卫生行政部门做好协调工作;疾病诊疗、登记报告和随访检查等工作交由医疗机构统一负责;患者社区健康管理和督导服药等交由基层医疗卫生机构承担;财政、人社、慈善、民政及医保等多部门共同参与监督的"多位一体"服务体系。新体系的构建,强化了机构基础建设,优化了人力资源配置,实现了防治模式、防治质量和防治管理上的无缝对接。

2. 建立结核病分级诊疗、上下联动的管理机制

村级发现并上报肺结核可疑症状者,乡级做好筛查并转诊至县级定点诊治机构,各综合性医疗机构发现并转诊疑似病人到定点医院,县级定点医院对普通肺结核进行诊断治疗,市级定点医院对耐药肺结核开展诊疗,实行基层首诊、分级诊疗。从病人发现、报告、转诊、追踪的向上转诊,到定点医院诊疗确定治疗方案后交接给基层卫生机构进行服药管理的向下交接,实现双向转诊、上下联动的患者转诊追踪和治疗管理。同时,通过医疗卫生信息平台、公共卫生信息平台,依托结核病专报系统、大疫情系统、手机管理系统,实现信息即时沟通。使得城乡病人发现、转诊、治疗和管理进入规范化链式管理轨道,形成了"村推荐、乡筛查、县定诊、定向管理"的病人治管模式,全面构建新的城乡结核病治管网络机制。

3. 建立规范,统一标准,不断强化质量控制

(1)加强项目工作与规划工作的整合管理:全市上下将项目工作与规划工作有机融合,加强项目管理,强化人员培训,以项目促规划,用规划带项目,点面结合,全面开展。

(2)建立规范,从"指标管理"向"过程管理"转换:取消病人发现任务数等绝对值性质的指标,改变考核方式,强调通过质量控制指导各项工作的开展。通过制定《镇江市利福平敏感/耐药肺结核规范性诊疗服务考核方案》《定点医院内部肺结核患者/可疑者报告、转诊、登记和检查方案》《初诊患者检查流程》《耐药性检测流程》《利福平敏感/耐药患者管理流程》和《利福平患者交接"六见面"规范》等文件,从每个细节、每个流程入手,通过规范化实施和管理以达到质量控制的效果。

(3)狠抓重点,加强病人主动发现:强化对因对症就诊人员的诊疗的同时,狠抓病人主动发现,将结核病控制与基本公卫结核病项目进一步结合,全面推进重点人群社区免费筛查,与基本公卫项目老年人体检、糖尿病健康管理等进行整合,同步开展。并纳入基本公卫考核,分值占比4%,考核结果与经费拨付挂钩。丹阳、扬中、句容市实现基本公卫中结核病按项目经费量化,人均分别达到3.5元、2.8元和1.6元。

(4)规范新技术应用,耐药初筛关口前移:各县级结核病定点医院均具备LED痰涂片镜检、GeneXpert检测能力,PCR实验室全面建成,并通过中国疾控中心结核病参比实验室熟练度测试及省临床检测中心资格认证。县级统一使用LED显微镜开展痰涂片检测,对所有确诊患者进行分子生物学(GeneXpert)耐药筛查,GeneXpert阴性患者全部开展痰培养;GeneXpert阳性且利福平耐药者转诊市级耐多药定点医院(镇江市第三人民医院,以下简称"市三院")再次进行分子生物学(线性探针)检测复核,GeneXpert阴性患者培养阳性物要求专人专车,在4天内送到市三院,市三院在4天内完成线性探针耐药分子生物学检查,对确诊的利福平耐药患者开展二线药物的药敏试验。

市卫计委专门下发了《关于开展结核病实验室质量控制的通知》，加强结核病实验室的能力建设，采取强化培训，明确标准和要求，开展各级室内质控和室间质控。市疾控中心结核病实验室负责对各定点医院的 LED 涂片进行 100％EQA 盲样复检，对市三院线性探针检测结果进行抽样复核。

（5）规范临床诊疗服务，提高诊疗服务质量：卫生行政部门从建立正确导向入手，定点医院应积极转变角色和意识，从以往的追求经济效益转向"向指标要效益"，明确一旦发生过度检查、过度服务等，所有超出部分的费用全部由医疗机构承担。各定点医院成立了肺结核临床诊断专家组，对涂阴肺结核实行小组讨论定诊，在定额范围内开展规范诊疗，避免过度医疗、过度用药。同时确立入院指征标准，提高患者住院合理性，杜绝了患者多次住院现象的发生。努力实现"五高一低"，即提高病人发现的敏感性、提高诊断的正确性、提高治疗的合理性、提高患者的依从性、提高转归的良好性，降低患者的经济负担。

（6）规范并拓展患者管理渠道：做好基本公共卫生服务项目中的肺结核患者健康管理项目，探索社区结核病患者督导管理标准化。针对非耐药患者，将随访和服药管理工作纳入基层全科医生团队签约服务，实施患者电子药盒服药管理、手机提醒及家庭成员督导服药管理，医务人员重点加强对不规范用药的患者进行 DOT 管理，更加具有针对性，节约了基层公共卫生资源，同时进一步保护患者的隐私。针对耐药患者，建立利福平耐药肺结核患者治疗管理"六见面"规范，实行定点医院、社区集中化和社区属地化三种模式的精细化耐药督导分类管理，开展耐药肺结核患者最基本关怀服务，避免出现患者失访，增强治疗依从性，提高全程治疗管理率及耐药患者治疗成功率。

（7）规范多级、多部门督导和管理制度：建立了市、辖市（区）、乡镇（街道）三级结核病监管督导队伍，形成了"市级季度督导、县级月度检查"的长效机制。建立卫生、财政、人社、民政、慈善、医保等多机构沟通、协调和监管的工作机制，定期召开协调会，参与结核病联合督导，加大对各级定点医院、医保结算机构报销比例落实执行情况的监管，加强对患者住院标准符合率、交通营养补助发放，以及病人规范治疗管理等工作的督导和指导力度。并将督导、考核结果与财政拨款、医保结算、专项补助、等级医院评定、年终考评等进行有效挂钩，大力促进各级结核防治职能机构工作的规范开展。

三、主要成效

新型结核病综合服务体系有力地促进了医防合作，提升了结核病防治服务水平和质量，减轻了患者负担，实现了全面预防和控制结核病疫情。

1. 为全省和全国的结核病新型综合服务模式建设提供了经验

镇江市 2016 年和 2017 年连续在全国结核病防治工作会议上做专题报告。王国强副主任对镇江结核病防治工作进行了专题调研并在 2017 年全国结核病防治会议上给予充分肯定，并在镇江召开了全国 300 多个地市的卫计委主任和疾控中心主任会议，推广镇江的结核病防治工作经验。

2. 全面实现了国家结核病防治规划的核心指标

一是结核病疫情逐年下降。2016 年报告病人数较"十一五"末(2010 年)下降了 40.2%,学生肺结核报告病人数下降了 63.8%,无重大和聚集性疫情发生。二是结核病管理更加规范。新型结核病防治服务体系建成率 100%、现代结核病控制策略(DOTS)覆盖率持续保持 100%、归口诊疗率 100%,非耐药患者纳入治疗率达 99% 以上、耐药患者纳入治疗率达 80% 以上,规范管理率 100%、规则服药率达 95% 以上。三是患者诊疗更加规范。肺结核成功治疗率达 90% 以上、流动人口肺结核患者的成功治疗率达 94.3%;耐药肺结核可疑者筛查率达 100%,成功治疗率达 70% 以上,临床治愈率达 55% 以上;FDC 使用覆盖率 100%,临床诊疗规范率达 90% 以上。四是患者经济负担明显下降。2013 年以后,每年减轻全市肺结核患者经济负担近 700 万元,节约医保支出约 300 万元。五是病人诊断时间和诊断灵敏度大幅度提高。病原学阳性检出率达 50% 以上,LED 荧光检测比抗酸检测在涂阳病人的检出率上提升了 7.58%;GeneXpert 的使用又将病原学阳性检出率在此基础上增加了 3% 左右,同时,单耐利福平患者的发现时间从 2 个月缩短至 7 天,保证了患者在第一时间得到正确的诊断和治疗。

3. 为其他重大疾病的防治提供了可借鉴的模式

新型结核病防制体系模式的建立,定点医院、疾控中心与基层卫生机构的有效融合,使得各级结核病防治机构数和专业人员数量大幅增加,各部门职能得到了进一步明确,各司所长,医防协作,专业水平和能力得到有效提升。该模式在高血压、糖尿病、重症精神病、肝炎及艾滋病的患者治疗管理上得到推广和延伸。

四、难点和解决办法

1. 难点

新型服务体系的建设涉及疾控机构、医疗机构和基层卫生机构,目前这些机构的发展仍有不少瓶颈和障碍。例如疾控机构在行政事业收费等项目取消的情况下,如何确保人员和工作经费、如何进一步提高能力和取得发展;医疗机构承担越来越多的公共卫生服务项目,这些项目的补偿如何实现;基层卫生机构的经费如何保障,人员如何得到补助,人员能力如何得到提高。这些都是新型服务体系建设中的难点。

2. 解决办法

政府支持至关重要。结核病防治属公共卫生范畴,社会效益高于一切,需要政府在政策制定、经费投入、社会动员上给予鼎力保障和支持,才能解决上述难点。

五、体会和可持续发展

1. 选择怎样的防治体系

各地区情况不尽相同,有的是结核病防治专业机构(所),有的是公卫中心等,所以在决定发展方向时应充分调研,根据实际情况选择适合本地区发展的模式。新型结核病防制服务体系建立不是一朝一夕的事,特别是职能调整上,不能搞行政化"一刀切"或

"休克疗法"，需要循序渐进，建议以县级为单位，成熟一地转型一地，在实施过程中，疾病控制部门需要派出专人在一定时间内对定点医院进行技术上的蹲点指导，以确保转型顺利，不影响工作质量。同时要以基本公共卫生结核病健康管理项目为抓手，对乡镇及村级加强培训和指导。

2. 新型筹资模式的突破需要结合本地区政策条件、经济水平、发展需求，从顶层设计，自上而下地贯彻实施。

3. 必须逐步促进医疗机构意识行为的转变

建立医疗机构的公共卫生意识，改变医疗机构在结核病防治上逐利行为，是个长期的过程。需要加强倡导、开发领导，建立有效的保障和补偿机制，特别是实施单病种定额付费、总额包干后，医疗机构经济效益有所下降，对工作人员个人收入也造成影响。为保证防治工作的持续开展，保护体系中各类机构和职工的积极性，稳定防治队伍，吸引高层次人才，需要出台相应政策，对各类机构进行保障和补偿，对工作人员进行补助。

4. 建立规范和标准

在国家现有政策、规范和标准的基础上，结合本地实际制定一系列的标准和流程，加大培训力度，严格按规范、标准和流程执行，加强督导和指导，确保执行过程中不走样、不变形。

5. 保证足够的经费投入

一方面需要政府加大投入，除结核病专项目经费外，还要合理应用基本公卫经费、医保基金等；另一方面通过项目试点，增加部分经费、物资的支持。但最终需要地方政策给予确定及延续，以保证各项工作的可持续性。

镇江市疾病预防控制中心　　蒋　　晖

联系电话：0511－84434786

实行肺结核单病种定额付费，
提高医疗保障水平

——镇江市肺结核患者医疗保障政策介绍

一、背景

镇江是国家医保改革试点城市,在医疗保障上,实行医疗保险、医疗救助、慈善救助和个人自付相结合的诊疗费用筹资支付模式,对城镇职工、城镇居民和新农合肺结核患者实行不同的报销政策。城镇职工先由个人账户内资金实报实销,超出后进入自付段由个人支付,超出自付段后按医疗费用实行分段比例报销。城镇居民和新农合门诊自费,住院费用报销方式同城镇职工,但最高报销比例不超过50%。

为进一步提高镇江市肺结核患者医疗保障水平,根据中盖结核病项目二期试点要求,探索结核病新的筹资和支付方式改革,尽可能减轻患者经济负担,使之能看得起病、较为主动地坚持完成疗程,以彻底治愈结核病,切断结核菌传播,保证防治工作可持续发展。

二、主要做法

（一）政府付费,调整支付方式与报销比例

结核病在以往的诊疗过程中一直执行的是“按项目收费”。从2013年1月1日起,镇江市对肺结核诊疗费用实行住院按病种付费、门诊按定额结算的支付方式,并调整报销比例,其中耐多药肺结核患者门诊和住院报销比例不低于90%、非耐多药肺结核患者门诊和住院报销比例不低于80%。该政策充分发挥政府在结核病这一国家重点控制的传染病上的主导作用,切实减轻了患者的负担。

（二）结合实际,确定付费标准和结算路径

1. 疑似肺结核

镇江市参加基本医疗保险人员,在结核病定点医院诊疗结核病时,享受一次免费痰涂片(3张)检查及一次免费胸片检查,其他医疗费用按原渠道解决。

2. 确诊肺结核

肺结核按病种分为耐多药肺结核和非耐多药肺结核,按治疗过程分为住院治疗和门诊治疗。

（1）耐多药肺结核:总费用标准暂定为42 500元/例,其中,住院治疗(2个月)费用标准17 200元/例,门诊治疗(22个月)费用标准25 300元/例,患者自付金额不超过费用标准的10%,超过部分由定点医疗机构承担。住院和门诊费用已包含治疗所需所有费用,不得再收取其他费用。

(2)非耐多药肺结核:住院治疗(1个月)费用标准暂定为8 000元/例,门诊治疗费用标准暂定为3 000元/例,患者自付金额不超过费用标准的20%,超过部分由定点医疗机构承担。住院和门诊费用已包含治疗所需所有费用,不得再收取其他费用。

(3)国家免费提供的抗结核药物费用不计入费用标准。

3.结算路径

肺结核患者在定点医疗机构接受规范诊疗时,除患者自付部分直接与定点医疗机构结算外,其余诊疗费用由各级医疗保险经办机构与定点医疗机构直接结算(基本医疗保险、医疗救助和慈善助医统一在医保结算中心平台结算),患者不垫付相关费用。

(1)城镇居民基本医疗保险:增加肺结核为城镇居民基本医疗保险门诊特殊病种。城镇居民基本医疗保险参保人员患耐多药肺结核在定点医疗机构治疗时,享受医疗救助、慈善助医待遇,其所发生的符合规定的治疗费用由城镇居民基本医疗保险(50%)、医疗救助(余下部分的60%)、慈善助医(最后剩余部分的80%)分别按相关规定报销(最高报销比例可达到96%)。患非耐多药肺结核在定点医疗机构治疗时,先由城镇居民基本医疗保险基金报销50%,医疗救助负担剩余部分,最终达到80%的报销比例。

(2)职工基本医疗保险:职工基本医疗保险参保人员患耐多药肺结核在定点医疗机构治疗时,享受医疗救助待遇,所发生的符合规定的治疗费用由职工基本医疗保险(70%)、医疗救助(20%)分别按相关规定报销。患非耐多药肺结核在定点医疗机构治疗时,先由职工基本医疗保险基金报销(50%~70%),医疗救助负担剩余部分,最终达到80%的报销比例。

(3)新农合:新农合参合人员患耐多药肺结核在定点医疗机构治疗时,享受医疗救助、慈善助医待遇,其所发生的符合规定的治疗费用由新农合(50%)、医疗救助(30%)、慈善助医(10%)分别按相关规定报销。患非耐多药肺结核在定点医疗机构治疗时,先由新农合基金报销(50%),医疗救助负担剩余部分,最终达到80%的报销比例。

(三)提高保障,实施患者补助和患者关怀

2015年,镇江市将耐药肺结核患者保障纳入政府民生工程项目,市卫计委制定下发了《关于进一步提高镇江市耐药肺结核患者保障水平的函》,规定原需耐药患者个人支付的10%诊疗费用由卫生行政部门给予补助,实现了耐药患者临床路径内诊疗全免费。2013年1月起,对全市参保肺结核患者实施关怀与补助。市级财政给予耐药患者治疗全程(24个月)营养补助和(22个月)交通补助。县、区级财政给予特困、高龄(65岁及以上)非耐药患者(2个月强化期)交通补助和营养补助。从2017年1月起,调整为给予所有非耐药肺结核患者提供治疗期间(6个月)交通补助。补助标准为营养补助每人100元/月、交通补助每人30元/月。

三、涉及部门与职责

1. 地方政府

牵头各部门进行综合协调,出台地方政策。

2. 卫生行政部门

宣传、介绍结核病防治策略、形势及中盖项目,传达项目精神及要求,开发领导,提供数据分析,主导医疗保障政策及实施细则制定,主动沟通财政、人社、民政、慈善等相关部门,召开多部门协调会,对实施过程进行监管。

3. 财政部门

论证、审核政策调整的可行性,对医保基金、民政救助基金和慈善助医基金进行统筹。

4. 人社部门及医保结算中心

论证、审核医疗保障政策调整方案,参与实施细则的制定,对实施过程进行监管,按时拨付医保资金,与定点医院形成结算机制。

5. 民政、慈善部门

参与论证政策调整的可行性。

6. 疾控部门

提供肺结核诊疗费用和医保数据的统计、测算,协助卫生行政部门制定保障政策和实施细则,配合政府行政部门开展政策宣传、人员培训,参与实施对定点医院诊疗服务规范性的督导、监管和评价,对肺结核患者医疗费用和医保结算费用进行统计、分析。

7. 定点医院

建立正确导向,积极转变角色和意识,开放临床诊疗、收费系统等数据库配合疾控部门完成数据统计、分析和测算,参与"服务包"的制定,开设挂号、诊疗和结算绿色通道,开展规范性的诊疗服务,开发"医保二次报销软件",区分临床路径和"服务包"内、外项目及费用,落实耐药患者诊疗费用补助的结算,患者交通费和营养补助的发放等医疗保障政策的具体落实实施,定期与各级医保结算中心进行费用结算。

四、主要经验

(一)加强顶层设计

原国家卫计委、中国疾控中心、国家中盖项目办提出"单病种定额付费""服务包"等设计,各级领导、专家多次到镇召开专项会议,统一思想、提高认识,制定医疗保障调整政策。

(二)科学制定政策

1. 制定"单病种定额付费"标准

一是对 2010—2012 年镇江市肺结核患者在定点医院的诊疗行为和诊疗费用开展基线调查,对诊疗费用及医保费用进行统计分析。二是参考"江苏省 2012 年新农合耐多药诊疗费用 37 200 元/例,上下浮动 15％"的标准。三是结合镇江在江苏的经济地位,地方诊疗水平、能力,考虑到 GDP 增幅、物价上涨和医院发展需要等因素。制订镇江市非耐药和耐药肺结核门诊、住院定额标准,报销比例方案,并对调整前后费用(估算值)进行对比,提供分析报告。

2. 沟通协调,制定政策

一是由政府牵头,召集卫生、财政、人社(医保)、慈善、民政等相关部门召开协调会,争取理解与支持。二是卫生部门多次牵头邀请各相关单位、部门的专家对调整政策方案进行论证、修改。三是 2012 年 8 月,将肺结核患者诊疗费用医保报销政策调整的主要内容写进《镇江市结核病"十二五"规划》,由镇江市政府办公室签发,作为地方政策规划进行固定。四是 2013 年 6 月镇江市卫生局、市人社局、市民慈善总会、市财政局制定下发了《关于印发〈镇江市调整肺结核患者医疗保险支付方式和提高保障水平实施方案〉的通知》,明确了结核病人门诊、住院单病种报销额度、报销标准和工作流程。五是 2013 年 12 月,镇江市卫生部门制定下发了《镇江市调整肺结核患者医疗保险支付方式和提高保障水平实施细则》,对覆盖人群、支付内容、支付标准和结算方式等进一步进行了明确。

(三)加强落实实施

根据国家肺结核诊疗临床路径,在国家项目要求和指导下,制定肺结核(耐药肺结核)"临床诊疗最基本服务包",设计住院标准,下发《镇江市利福平敏感/耐药肺结核规范性诊疗服务考核方案》,加强人员培训和政策宣传。卫生行政部门定期召集财政、人社(医保)、疾控等部门专家对定点医院提供的诊疗服务、费用结算等的合理性、规范性进行监管和考核,并把考核结果作为医保(农合)下拨医疗费用的依据。

(四)加强保障与补偿

财政每年给予市级定点医院结核病专项经费约 260 万元。一是对定点医院在结核病防治公共卫生服务上进行经费保障,加强对定点医院基础建设、设备采购等上的投入。二是对实施定额付费后诊疗收入的下降提供补偿,主要是通过省、市两级财政增加对定点医院结核病专项经费的投入,调整项目经费的分配比例,向定点医院倾斜。三是调整医院内部收入分配,保证结核病防治医务人员的收入不低于医院内部一线临床人员的平均收入,以稳定人员队伍。

五、主要成效

1. 患者经济负担明显下降

2013 年实行"总额包干,定额结算"以后,肺结核患者诊疗费用从初治 1.17 万元、个人支付比例 43.9％,复治 1.28 万元、个人支付比例 32.9％,下降到非耐药约 5 000 元/例、个人支付比例不高于 20％。医院严格执行住院标准,肺结核患者住院率从 90％下降至41％,杜绝多次、重复住院现象的发生;耐多药住院费用从平均 2.07 万元、个人支付比例 23.8％,下降到人均 1.4 万元、个人零支付;非耐药住院费用从平均 1.5 万元降至

8 000 元以下；门诊诊疗费从 3 700 元下降到 1800 元以下。每年减轻近患者负担 700 万元，节约医保支出约 300 万元，定点医院结核病诊疗费用总收入减少近 400 万元，其中市级定点减少近 300 万元。

2. 临床诊疗明确规范

结核病定点医院临床诊疗规范性从项目实施前的 70％上升到 95％以上，"临床诊疗最基本服务包"项目提供满足率达到 98％以上，患者诊疗得到进一步规范，服务更加充足。肺结核患者诊疗依从性达到 95％以上，新涂阳肺结核治愈率达到 85％以上，涂阴肺结核患者完成疗程率达到 95％以上。

六、难点

1. 报销政策调整制定困难，主要是医保部门认为单独调整提高结核病报销比例对其他疾病不公平。

2. 对于定点医院业务收入的减少，虽然给予了一定的保障的补偿，但缺少常态化的机制。

3. "临床诊疗最基本服务包"标准主要是规范结核病相关治疗，但往往在治疗过程会产生其他费用（某些基础病治疗）或有些检测方法和用药没有列入包内（如 CT、分子生物学检测、保肝药等），因此在结算时需要从费用中分解，较困难。

4. 单病种定额结算金额固定，没有形成动态调节机制。

七、体会及可持续性

1. 政府重视、多部门认识到位，协调一致，以项目为抓手，形成切入点，重点推进，有利于政策的制定和实施。

2. 政策制定、调整建议从顶层设计，自上而下，做好基线调查、数据对比、利弊分析，提供依据。

3. 将调整的主要内容写入政策规划，作为地方政策以保证持续性。政策明确后，再制定方案和细则相对容易并有据可依。

4. 给予定点医院（特别是市级定点医院）保障有利于工作的开展和持续。

镇江市疾病预防控制中心　蒋　晖
联系电话：0511－84434786

提高肺结核患者医保报销比例后一站式实时结算软件的开发与应用

一、背景

中盖结核病项目实施后,镇江市通过规划和多部门文件确定了肺结核患者的保障政策,要求肺结核患者按病种定额付费,普通肺结核患者报销比例不低于80%,耐多药肺结核患者全额报销。如何在原先职工、居民门诊、住院医保结算不同报销比例(0～70%)的基础上,按项目要求提高肺结核结算比例再次结算,减轻患者负担,是一个新的课题。为了保证项目政策落地,提高结算效率,优化服务流程,方便患者报销,我们利用现有的信息系统,由信息、医疗、财务等部门通力合作,研发了肺结核患者一站式实时结算软件,促进了项目的顺利开展和实施。

二、干预措施

为尽快推进项目,方便患者及时结算报销费用,信息科在不改变原有医保实时结算模式的前提下,根据项目要求,对医院现有的信息系统进行改造,制定了如下干预措施:

1. 制订结算操作流程

医院成立了信息化项目小组,由信息科牵头,财务、医务等部门协作,制订患者实名制挂号、就诊、登记、报销、补助发放等标准化流程,确保患者诊疗流程与中盖项目所要求的信息数据保持一致。

2. 建立身份识别确认制度

为实现中盖项目中患者门诊、住院单次结算自付比例和诊疗周期内自付总额的要求,医院起初就制定了患者身份确认识别制度,要求所有参与中盖项目的患者必须实名制挂号,进行敏感肺结核、耐多药肺结核患者身份识别确认,并在结核科建档,从而按政策不同报销比例进入相关费用减免报销程序。上述制度的建立,不仅减轻了挂号、收费处和结核科相关人员的工作量,方便了患者结算报销,同时也保证了项目各项数据的连续性、完整性和正确性。

3. 开发一站式实时结算软件

由于项目期间患者减免保障的政策性很强,同一患者在肺结核诊疗的不同时期所享受报销时间、比例都有所不同。因此,为了开发出符合政策要求的系统,信息科和工程师一起参与调研、设计,通过座谈、走访等形式,了解项目办、财务科、结防科等部门的日常工作内容,并梳理流程,沟通需求,确定软件功能。为了提高系统扩展性,在设计伊始,就明确了采取参数配置的方式,将结核病病种、治疗时间、患者费别、门诊住院等内容根据政策要求维护成相应字典参数,对于报销比例、结算封顶上限等亦设计成可配置选项,使得系统可以自动抓取、计算报销比例。这一理念为后期项目调整提供了便利,并大大缩短了软件开发的周期。

4. 细化具体的结算要求

根据《中盖结核病项目二期结核病预防控制综合模式试点实施细则》要求,对患者门诊、住院治疗期间"临床诊疗最基本服务包"(以下简称"服务包")内发生费用进行限额报销,超过定额的部分由医院承担,即敏感肺结核患者门诊全疗程自付费用累计不应超过 600 元,住院不超过 1 600 元;耐多药肺结核患者零自付。为此,我们采取计算机加人工处理的方式,将患者在结核科就诊的符合"服务包"要求的费用通过程序直接报销减免;对合并的非"服务包"内的其他疾病发生的费用由主治医生根据临床路径和患者具体病情进行人工区分,由原途径结算。这一灵活、实用的措施较好地解决了项目基本要求与实际病情之间的诊治结算问题,使系统更加精准、经济、实用。

5. 定期统计分析数据

为便于统计分析项目实施期间患者费用减免结算执行情况,我们开发的结算软件每月能为各科室提供数据支持,形成相关报表,便于医保、疾控、临床、财务等各部门分析患者诊疗费用发生的情况,为后续项目的持续改进,提高工作效率和服务水平提供决策支持。

三、难点与解决方法

1. 没有现成的经验可供借鉴

由于试点之前没有成功的模式和经验可以借鉴,也缺少项目的技术支持,只能依靠现有的条件和经验,借力软件开发商,与医院各部门通力协作、反复修改调试,使得结算软件在使用过程逐步趋于完善。

2. 结算过程具体繁杂

由于"服务包"内容的复杂性,既有检验、检查等不同类别的收费项目,也有时间和项目发生次数的限制,同时在结核病治疗过程还会产生其他费用(如某些基础疾病如糖尿病、高血压的治疗),通过信息化手段对"服务包"进行识别和处理存在较大的困难,成本和效果差距较大。经过与项目办、财务科、医务科和临床各科室多次沟通,最终采取了上述人工干预手段,提高了实用性和灵活性。

四、主要成效

肺结核患者医保结算软件自投入使用以来,提高了结算效率,大大方便了患者,提高了患者满意度。

1. 有效解决了原医保结算系统无法解决单病种提高报销比例的矛盾

通过研发肺结核患者一站式实时结算软件,在原先职工、居民医保结算方式不变的前提下,解决了提高肺结核结算比例的难题,并提高了结算效率,优化服务流程,促进了项目的顺利开展和实施。

2. 提高了结算效率

医保结算软件的应用,让挂号收费处的工作人员从烦琐、耗时的手工登记中脱离出来(原来手工减免操作需要半个小时,现在整个操作过程不到 1 分钟),极大地提高了工作效率,减少了患者排队等候的时间。

3. 方便了患者的报销

医保结算软件的应用,对符合政策的患者来说,完成身份识别并确认建档后,只需要携带就诊号,即可以享受减免、补助等一站式服务,避免了患者在医院与医保部门之间因二次报销来回奔波的麻烦,节省了时间、精力和费用,大大方便了患者,提高了患者的满意度。来自全国的同行在参观交流中对此也十分肯定。

五、经验

总结提高肺结核患者医保报销比例,实现一站式实时结算软件的开发与应用,我们的主要经验是:

1. 领导重视

得益于领导的多方协调、资金支持、政策解读,持续推进,信息科也本着"要做就做到最好"的宗旨,与业务部门共同努力,开发了肺结核患者一站式实时结算软件,实现了中盖项目保障患者、方便患者的目的。

2. 科室协作

中盖项目政策性、专业性要求高,涉及项目办、财务、疾控、临床科室等多部门。只有充分协作,根据项目实施细则和政策要求,制订医疗、医保、医药等业务流程,指导信息系统的开发,才能通过信息化手段优化上述流程,提高效率,服务患者。

3. 保证投入

信息化是医院实现管理高效、精细化的重要手段。但建立一套功能完善、科学合理、业务衔接流畅的软件系统,需要资金支持。没有相应的资金投入作保证,管理信息化、规范化、精细化是很困难的。

六、可持续发展

尽管中盖项目试点已经结束,但镇江市第三人民医院肺结核患者一站式实时结算软件仍在使用。随着时间的推移、业务量的提高和资金的投入,我们正在优化现有的参数配置、字典库,扩展软件功能,将原先需要人工干预的部分通过程序设计进行自动区分、汇总、结算,使之更科学、高效,不断满足临床工作的需要和患者的需求。

镇江市第三人民医院　庄　涛　严金二　王志军　卢　欣

联系电话:0511－80578841

句容市肺结核单病种医保报销综合管理

一、背景

中盖结核病项目实施后,镇江市积极探索结核病新的筹资和支付方式改革,肺结核患者医保报销比例在以往的基础上有了较大的提高。以镇江市第三人民医院为代表的丹阳、扬中等定点医院采取的是游离在医保体系之外的二次报销形式,但是,二次报销过程中,定点医院需要投入额外的人力、物力,医院与医保的结算较为烦琐,增加了定点医院的负担。为简化流程,确保可持续发展,句容市卫生及医保部门积极探索更为便捷的医保结算方式,实现了医保体系中肺结核单病种结算比例的直接变更。

二、干预措施

1. 落实政策,行政推动

为及时有效落实新的医保政策。按照项目要求,2013年9月句容市卫生局、财政局、民政局和物价局四部门联合印发了《关于进一步增加重大疾病医疗保障试点病种的通知》(句政卫〔2013〕164号),分别对利福平敏感及利福平耐药肺结核患者的报销比例进行了调整。

2013年12月,句容市卫生局、财政局共同出台保障水平实施细则,对肺结核患者的报销比例及支付方式做出了明确的规定,实行单病种定额付费的支付方式。

政策出台后,句容市考察了镇江市级及其他县区的医保结算流程后,认为二次报销有一定的局限,考虑对医保系统进行调整。句容市卫计委将相关情况报告政府部门,并由政府牵头,句容市卫计委组织,协调人社、民政、财政等相关部门,结合句容市医保软件系统升级,计划对医保报销系统进行调整。

2. 调整医保报销程序

医保软件调整过程中,定点医院负责提供结核病诊疗临床路径和"服务包"内容。报销软件根据ICD10编码明确输入肺结核诊断后,"服务包"内项目默认执行80%的报销比例。设置患者个人支付上限,其中门诊600元/人,住院1600元/人,超过上限时患者不再支付;同时设定医保与定点医院结核病单病种结算上限,其中门诊3000元,住院8000元,超过部分由医院自行承担,医保不提供结算。患者其他并发症产生的治疗费用通过输入其他诊断名称,按原有报销比例报销。

医保系统软件修改完成后,由卫生和人社行政部门,以及疾控中心、定点医院等多部门共同审核验收,最终实现了参保肺结核患者即时刷卡、即时享受报销补偿政策。医保基金直接与定点医院按照患者数量进行定额结算。人社局负责医疗保障救助政策的审核、单病种支付方式的监管及医保农合资金的按时拨付。

3. 落实监督，实时改进，保证有效运行

根据协调机制，疾控中心负责定点医院诊疗服务的监管，定期对定点医院提供的诊疗服务合理性、充足性、规范性进行监管和考核，并把考核结果作为医保下拨医疗费用的依据。

政策执行之初，疾控中心对患者诊疗规范和报销比例核算进行月度监管考核，并在项目例会中及时反馈，常态后实行半年度考核。

2016 年 7 月，医保系统整体调整，肺结核单病种报销系统出现暂时性关停。得知信息的第一时间，疾控中心向定点医院核实原因，并主动与医保中心联系，在最短时间内使得肺结核单病种报销系统重新运行。

三、难点与解决方法

1. 医保软件系统的升级

在初期商讨改革过程中，医保部门对医保资金安全性，以及单病种修改支付结算方式的做法产生过质疑。通过加强倡导，引导软件开发抓住契机多次协调与行政推动，医保部门逐渐了解到医保政策调整的迫切性及必要性，经过多次商讨明确了相关监管考核制度后，才最终同意开展相关改造。

2. 如何调动定点医院的积极性

定点医院在政策实施初期，存在医院收益方面的疑虑。通过对患者治疗总费用的测算，报销标准的制定等问题进行充分沟通，获得定点医院的认可。定点医院充分了解医保结算方式调整能够为其节约大量人力、物力，同时不会对医院收益造成损失。在医保软件的改造过程中，定点医院专业技术人员积极参与，为报销系统的顺利改造起到了十分积极的作用。

四、主要成效

1. 肺结核单病种定额支付纳入医保系统

肺结核单病种报销纳入医保以后，为肺结核报销结算的可持续发展提供了政策保障。

2. 缩短患者报销时长，增加了患者满意度

患者实时报销可以缩短患者报销时长，让患者直接体验报销政策调整带来的优惠。患者不再需要先垫付部分治疗费用，可以直接体验到医保政策调整后经济负担的减轻。

3. 简化报销流程，不增加定点医院工作量

定点医院的主要职能是患者诊疗，患者医保报销政策的调整如果大大增加临床医生的工作量，会影响医生执行相关政策的积极性。报销系统的直接调整，不需要定点医院指派专门的财务人员负责清算具体报销数额，也不用重新开发和使用二次报销系统。

五、经验

1. 政府重视，多部门协调

卫生行政部门的积极推动是保证医疗保障救助政策落实的前提。定点医院规范化的治疗、管理及有效的监督是政策长期执行的保证。因此，结核病筹资和支付方式改革不是一家之功，其持续开展也需要多部门共同努力。

2. 始终将患者利益放在第一位

将最大的便捷和实惠提供给患者才是医疗保障制度改革的大方向。充分利用科技改革及制度改革，抓住机遇，才能尽快将医保政策落到实处，形成长效机制。部分肺结核患者文化水平偏低、经济状况不佳，复杂的报销流程往往不利于患者实现报销，因此实现一站式报销显得尤为重要。

六、可持续发展

句容市医保支付方式和提高保障水平实施细则已经写入结核病防治规划，未来会严格按照规划要求执行报销政策。目前，政府在倡导全面深化改革，大力推动政府职能转变，持续深化行政审批制度改革，打造"数字政府"，减少群众跑腿。医疗保障系统改革也要以此为目标，通过技术手段升级，真正节约行政资源，让群众有更便捷、更优惠的就医体验。

肺结核单病种医保报销实例只是一种探索，只要能够确保医保资金安全，切实提高医保结算效率，保障群众的基本利益，其必将成为医保结算改革的新方向。

句容市疾病预防控制中心　华　容

联系电话:0511 - 87221117

结核病综合防控模式中定点医院内部多部门协作机制的建立

一、背景

中盖结核病项目旨在探索建立集结核病诊断、治疗、管理和筹资为一体的结核病综合防控模式。与以往医院以疾病诊疗服务为重点的服务模式不同,该模式涉及医院员工服务理念的转变、内部新诊疗技术的开展、病人督导方式的创新、患者保障政策的落实,以及医院外部与疾病预防控制中心、基层医疗机构等部门的共同合作,构建"三位一体"的防治体系等诸多事宜。要解决上述问题,需要在定点医院内部建立多部门协作机制,以促进医院结核病防治模式的转变。

二、干预措施

为了将医院原先的结核病单纯诊疗模式转变为"集疑似结核病症状者筛查、疑似结核病患者筛查,创新诊断方式缩短院内延迟诊断,全程规范治疗,确保患者依从性,提高治疗效果为一体的全疗程负责制,并加强与CDC、基层医疗机构及其他相关部门的合作能力",我们尝试在定点医院内部建立多部门协作机制,主要措施如下:

1. 成立相应工作组织

设立项目办公室和质控小组,由分管院长牵头,医务、护理、院感、财务、总务、信息等部门参加,医务科科长兼任项目办主任和质控小组组长。其组织架构见图1。

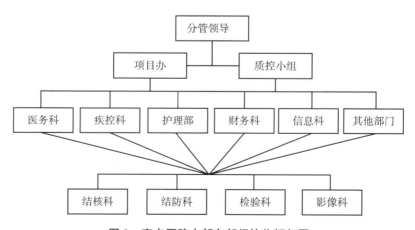

图1　定点医院内部多部门协作框架图

2. 建立定期例会制度

每月召开例会,定期讨论项目推进情况和质量考核情况,及时解决项目实施过程出现的各种问题。

3. 明确各部门职责

根据目标管理要求,医院强化部门职责,明确各自分工,建立责任清单,实行监督考核,确保结核病综合防治的各项任务落到实处。各部门责任清单见表1。

4. 制订工作方案

医院根据中盖二期项目结核病综合防治要求,围绕患者发现(主要是新的诊断技术应用,包括LED镜检技术和线形探针快速检测技术)、肺结核规范治疗、病人督导管理、健康促进、院内感染控制等工作内容,制订项目工作方案,落实项目实施过程中所需的人力、物力、财力及信息等资源。

5. 实行目标管理

将中盖二期项目的各项工作目标列入医院年度工作计划,项目办根据《中盖结核病项目二期结核病预防控制综合模式试点实施细则》(以下简称《实施细则》)的内容,结合《中国结核病防治规划实施工作指南》(以下简称《指南》)和结核病防治规划的要求,部署综合防控下的"防、治、管、保"等各项任务,细化患者发现、治疗、管理、费用结算、感染控制等各项指标,实行目标管理,做好质量控制。

表1 中盖二期结核病综合防治部门科室责任清单表

部门	项目	主要内容	考核要求	责任科室
医务科	患者发现	落实普通和耐药结核病患者诊断、报告、转诊、登记和检查等工作	符合《实施细则》及《指南》要求	结核科 结防科
		开展LED痰涂片镜检,HAIN线性探针和传统药物敏感试验等检测	符合《实施细则》,达到省市质控要求	检验科
		开展胸部影像学诊断与鉴别诊断	符合放射影像质量考核标准	放射科 CT室
	患者治疗	落实普通和耐药肺结核患者的治疗前检查、治疗方案的确定、随访检查、治疗转归和不良反应的处理等服务	符合肺结核门诊诊疗规范和临床路径要求	结核科
		负责一、二线抗结核病药品的采购、存储、供应与管理	符合药品、处方质量管理规范	药剂科
疾控科	患者管理	1. 确立普通和耐药肺结核患者管理方式、督导频率、督导内容; 2. 提供随访过程中病人健康咨询、心理干预等; 3. 协调疾控中心、基层医疗机构和非定点医院之间的转诊、追踪、信息报送等工作	符合《实施细则》及《指南》要求	结核科 结防科
	感染控制	对院内所有诊疗区域进行动态监测,加强通风、消毒和个人防护,防止职业暴露发生	符合医院感染控制规范要求	临床、检验等科室

部门	项目	主要内容	考核要求	责任科室
健康管理中心	健康教育	1. 在科内设置宣传栏、发放材料;开展"十分钟健康教育"; 2. 普及肺结核防病知识,参加"3·24"健康宣教、咨询、义诊; 3. 配合疾控中心开展线索筛查	符合《实施细则》及《指南》要求	结核科 结防科
财务科	医疗保障	1. 落实医保减免政策,执行二次报销,对符合政策规定的患者发放交通、营养补贴; 2. 与医务科、护理部一道制定结核科绩效考核方案; 3. 做好专项基金的管理和使用	严格执行政策标准,建立专项资金账户	挂号收费 结账处 考核办
信息科	信息化	根据医疗、财务、疾控的要求,开发疾病管理、费用结算等软件应用	符合信息化建设标准,满足临床需求	相关科室 软件开发商

注:考核要求中的《实施细则》和《指南》分别是指《中盖结核病项目二期结核病预防控制综合模式试点实施细则》和《中国结核病防治规划实施工作指南》(2008年版),责任科室中的结核科涵盖门诊和病区。

6. 开展业务培训

根据项目实施方案和细则,结合国家、省、市专家的现场指导要求,医院对所有参与项目的工作人员开展分类、分层培训。由部门、科室根据项目要求制定培训方案,确定培训时间和内容。通过专题、专业、技术、管理培训以及现场操作,让工作人员熟练掌握结核病综合防治所需的知识、技能、方法,掌握质量控制要求,做到合格上岗。

7. 定期检查考核

医院组织质控小组每月对临床、检验、影像、药剂等日常开展的结核病综合防治工作进行跟踪检查,对科室发现的问题及时反馈,并限期解决。此外,医院根据国家、省、市项目办检查督导提出的反馈意见和建议,召开部门、科室参加的案例通报会,帮助分析问题,查找原因,举一反三,及时改进。同时,改变以往医院对各部门考核注重医疗和创收的做法,每月按照防治规划指标、项目指标和质量考核要求对部门、科室进行考核,并与科室的当月绩效奖励挂钩。

三、难点与解决方法

建立定点医院内部多部门协作机制总体来说需要解决好以下两方面的问题:

1. 转变职工观念

包括科室领导在内的职工观念的转变是建立多部门协作机制,做好中盖二期项目的前提。转变干部职工以疾病诊治为重点的"重治轻防""重治轻管"的观念,防止医疗与预防专业脱节、协同不力、效率不高等问题的发生,同时防止实施过程中少数员工畏难、抵触情绪的发生。解决的方法在于医院要树立新的健康服务理念,倡导医防并重、医防融合的办院观,加强员工思想教育,同时改革绩效考核方式,将疾病预防和健康促进纳入绩效奖励范畴,提高员工主动参与疾病预防、健康促进的积极性,形成上下齐心,部门通力合作的综合防治局面。

2. 落实责任分工

这是多部门协作做好中盖二期项目的核心,也是难点。中盖二期项目涉及结核病"防、治、管、保"等多个方面,整个工作面广量大,需要投入大量的人力、物力、财力。既有发现、治疗、随访、督导等专业技术问题,又有登记、报告、流程制定、质量控制等制度规范问题。解决这些问题,需要项目办、质控小组精心组织、反复协商,做好分工,并通过扎实培训、定期检查、交流互动,促使项目各项工作得到很好落实。

四、主要成效

1. 转变了医务人员的观念

通过多部门协作互动,转变了医务人员"重治轻防""重治轻管"的观念,形成了医防并重,预防、治疗、康复、健康促进融合发展的良好局面。同时,通过改变绩效考核发放方式,有效调动了职工积极性。医院与疾病预防控制机构、基层医疗单位等部门的合作更为紧密,有效提升防治效率,现在能主动参与学校、社区、厂矿等结核病患者的筛查,聚集性疫情处置和结核防治知识的普及、宣传、教育。

2. 提升了结核病防治效率

通过建立内部多部门协作机制,医院结核病防治效率明显提升。主要表现在肺结核,特别是耐多药肺结核的发现时间大为缩短(从过去的两个多月,到现在的 2～3 天),延迟诊疗现象减少,病人发现率、治疗成功率上升;工作人员主动参与结核病患者的健康教育;与 CDC 和基层医疗机构交流互动增多,共同开展病人随访、督导管理,共同进社区、学校、养老院等地开展高危人群、密切接触者的症状者筛查。这些为"三位一体"有效控制结核病打下了坚实的基础。

3. 形成了一批好的管理制度

内部协作机制的建立,促使部门和科室在项目实施过程中创新管理方式、方法,形成了一批新的、好的管理制度,如肺结核双向转诊制度,耐多药肺结核"六见面"督导制度,以及肺结核单病种定额付费等;医院在手机督导管理的基础上,建立了医防之间、医患之间微信群和 QQ 群交流互动平台,方便患者预约就诊、疾病咨询、随访管理、健康教育、科普宣传等,从而极大地提高患者依从性和满意度。

4. 提高了结核病患者的满意度

多部门协作一方面提升了结核病的防治效率,使得结核病的发现、转诊、治疗成功率在提高;另一方面患者报销比例的提高,一站式实时结算软件的应用,大大方便了患者,节省了他们的时间、精力和费用,因此,患者对科室、医院的满意度明显提高。我们统计了项目期间敏感肺结核和耐多药肺结核人均住院费用,发现它们分别较既往下降了 2 000～8 000 元。在出院回访的过程中,患者对此感到非常的满意。

五、经验

总结定点医院内部多部门协作机制在推动项目实施的过程中,我们认为有三点十分重要。

1. 单位领导主动关心、过问项目的进展情况,对多部门协作过程中遇到的具体问题要给予大力支持。

2. 项目办和质控小组要精心组织,认真研究,做好前提准备工作,包括项目实施路径、方法,起草有关规章制度和质量标准,建立信息反馈机制、质量考核机制和责任追究机制等。

3. 明确阶段性目标、任务和要求,对完成情况及时总结、激励和考核。

六、可持续发展

尽管项目试点工作已经结束,但由此建立的"定点医院内部多部门协作机制"已成为医院的一项正式制度,在接下来开展的结核病分级诊疗和综合防治工作中将继续发挥作用,且不断更新、完善。现已推广到肝炎、艾滋病等其他重大传染病的防治实践中。

七、其他

1. 肺结核双向转诊制度

指定点医院与基层医疗机构之间建立的耐药、疑难、重症肺结核向上转诊制度,而普通、稳定、好转肺结核建立向下转诊的协作机制。

2. 耐多药肺结核"六见面"督导制度

指市级定点医院对稳定即将出院的耐多药肺结核患者,由市疾控中心召集定点医院、县(区)疾控和乡、村督导医生和患者,就出院后续治疗与随访管理等问题进行面对面的交接制度。

镇江市第三人民医院　严金二　秦荣华　陆秀琴

联系电话:0511－80578886

扬中市定点医院疑似肺结核患者内部转诊规范的建立

一、背景

定点医院的许多科室都有接触可疑结核病症状者、可疑结核病患者、结核病患者的可能性，由于种种原因，这三类患者在归口结核科统一收治的过程中，存在漏转、漏报和漏登的可能，导致这三类患者未能及时定诊。为了改善这种状况，提高肺结核患者发现工作的质量和效率，我们制定并实施了《疑似肺结核患者医院内部转诊规范》。目标是不让一位可疑结核病症状者、可疑结核病患者、结核病患者漏转、漏报和漏登。

二、干预措施

制定下发《肺结核患者和疑似肺结核患者报告、转诊、登记和检查方案》（以下简称《方案》），明确各科室职责、规范流程，对相关科室进行了培训，并制定日常核查制度和考核奖惩制度。方案主要内容如下：

1. 明确各科室职责

（1）结核病门诊：主要负责对接诊和转诊的患者进行诊断，对确诊的活动性肺结核患者进行网络报告和登记，确定治疗方案，开具抗结核药品，将符合住院治疗标准的患者转至结核病房住院治疗，对非结核门诊收治住院的疑似肺结核患者进行会诊。

（2）非结核病门诊：负责报告发现的肺结核患者和疑似患者，并将其转诊或送达结核病门诊，遵循谁接诊、谁报告、谁转诊的原则。

（3）住院部：负责报告病区收治的肺结核患者，并及时请结核病门诊医师会诊和补登，并在患者出院时将其转诊至结核病门诊。

（4）保健科：负责收集各科室肺结核病报告卡，进行网络报告，对影像科报告的疑似肺结核病例进行追踪核查，定期对各科室工作职责和质量进行检查和考核。

（5）影像科：负责对发现的肺结核患者和疑似患者进行登记，并向结核病门诊和保健科报告 X 线诊断结果。

（6）检验科：负责对送检的痰标本进行实验室检查，检查结果专册登记，阳性结果及时反馈给结核病门诊和保健科。

2. 规范院内肺结核报告、登记、转诊和检查流程

（1）非结核门诊的院内转诊流程：非结核病门诊应将发现的肺结核或疑似肺结核患者诊断结果填写至门诊工作日志，并在内网填报传染病报告卡，同时填写三联转诊单，并将疑似肺结核患者（危急重症患者除外）转诊并送达结核病门诊。

（2）住院部的院内转诊流程：因其他疾病住院或需要鉴别诊断住院的患者在确诊为肺结核后，内网填报传染病报告卡，必要时进行会诊。所有出院的肺结核患者，由指定人员将患者送达结核病门诊进行后续治疗，并将出院小结复印件和转诊单一并交结核病门诊。

（3）影像科的登记、报告、反馈流程：由专人负责肺结核病例的登记、反馈，并制定规章制度。将发现的肺结核患者和疑似患者登记在肺结核患者和疑似患者胸部放射线检查登记本上，并将患者信息及时报告给结核病门诊和保健科：正常上班时间即时电话报告；中午发现的病人，当天下午报告；夜间发现的病人，第二天上午完成报告。每日由专人负责自查漏登、漏转情况，所有的报告反馈要有记录：结核病门诊签收、保健科登记接受人，以便核查。

（4）检验科的登记、报告、反馈流程：将痰涂片/培养/GeneXpert结果登记在相关登记本上，并向首诊医生报告检查结果，阳性病例电话报告给结核病门诊和保健科，并做好反馈记录。

（5）结核病门诊的诊断、登记、报告流程：结核病门诊对转诊（含院内和院外转诊）的患者进行诊断，及时更新传染病报告信息管理系统（即大疫情网络直报系统）中传染病报告卡信息；将所有确诊的活动性肺结核患者信息录入结核病管理信息系统。

每日对影像科报告的疑似肺结核病人转诊到位情况进行核查，对不到位的及时进行追踪，下班前须到影像科对反馈的信息进行签字确认；每日对检验科报告的痰涂片阳性病例进行核查或修正诊断。

将所有就诊对象信息填写在初诊患者登记本上，将确诊肺结核患者填写在县（区）级结核病患者登记本上，并判定是否需要住院治疗。需要住院治疗者，转至肺结核病房住院治疗。

院内肺结核报告、登记、转诊流程见图1。

3. 建立日常检查机制

保健科建立肺结核患者疫情报告和内部转诊核查登记表，由专人负责核查工作。每天定时收集非结核门诊、住院部（非感染科）等科室的传染病报告卡，并进行网络直报和登记；每日对影像科反馈的疑似肺结核患者信息进行登记、核查和追踪；对检验科反馈的痰涂片阳性结果要进行登记和核查；协同院部对各科室工作职责和质量进行检查和考核。院内漏报、漏转和漏登的检查流程见图2。

4. 落实奖惩措施

医院定期组织医务科、督查办、保健科等相关科室进行督查，检查结果在院内通报。对报告、转诊、登记及时准确者给予表扬和奖励，临床医生报告、转诊一例奖励10元，影像科院内登记、反馈一例奖励10元，检验科登记、反馈一例奖励10元，结核病门诊签收追踪一例奖励5元。对于漏报、漏转、漏登者根据情节轻重给予批评教育、通报和经济处罚，漏登一例扣罚100元，漏追踪一例扣罚100元，漏反馈一例扣罚100元，漏转一例扣罚100元，漏报一例扣罚200元，并进行全院通报。

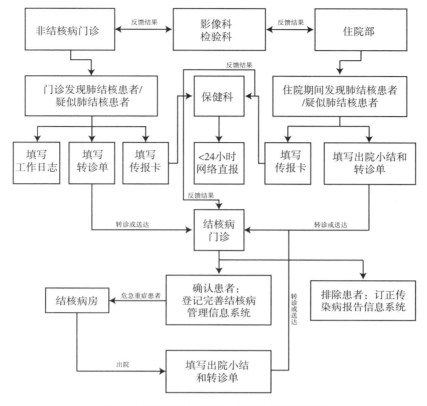

图 1　肺结核报告、登记、转诊和检查流程图

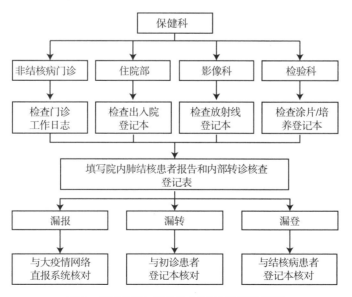

图 2　院内漏报、漏转和漏登的检查流程图

三、难点与解决方法

《方案》执行的难点主要在于部分门诊医生每天门诊量大，辅助检查时间长，个别医生责任心差等，不能做到将疑似肺结核患者送达结核病门诊，少数患者不能院内及时转诊。

解决的办法包括反复对相关科室的人员进行《方案》的培训、统一各科室医生的思想认识、明确各科室职责并各负其责、加强各科室紧密配合、加强对该项工作的检查考核以及落实奖惩。

四、主要成效与经验

1. 主要成效

《方案》实施后，通过定点医院院内漏报核查，院内转诊率100%，到位率100%，接受上级部门督导检查均未发现院内漏报和漏转。

2. 主要经验

（1）扩大筛查范围：为最大限度地发现每一例患者，定点医院呼吸科和其他科中有呼吸道感染的住院患者均查痰涂片和胸片，以判断是否为肺结核。

（2）加强各科室的培训：对医院各临床科室进行相关知识培训，让每位临床医生都能掌握院内转诊的目的、意义和工作流程。

（3）加大监管力度：定期对院内转诊工作进行检查指导，对不按院内转诊规定执行的医生严格按照考核办法处理。

（4）定期召开工作会议：对院内转诊存在的问题进行分析，并制定整改措施。

（5）指定专人负责：各科室确定一名转诊联络员，负责科内转诊患者信息的上报和登记，填写转诊单，联系结核病门诊会诊及登记，并将病人送至结核门诊进行检查或下一步治疗。

五、可持续发展

目前，我们仍在不断完善的院内转诊规范，进一步优化流程，确保可疑结核病症状者、可疑结核病患者、结核病患者不出现院内的漏转、漏报和漏登，并将院内转诊的日常考核和奖惩制度纳入医院管理，作为常规工作执行。

扬中市疾病预防控制中心　吕　杰　梁　婷

联系电话：0511－88025865

应用线性探针 HAIN 新技术
实现耐多药肺结核快速诊断

一、背景

中盖结核病二期项目实施前,镇江市第三人民医院检验科结核病的实验室诊断主要采用的技术有抗酸染色镜检、改良罗氏培养法及传统药敏检测。涂片镜检操作简便,但敏感性和特异性不高。培养灵敏度高于涂片,但培养工作量大、有一定的污染率。对阳性培养物需进一步开展药敏检测,报告时间也很长,一般从培养到药敏报告需要 2~3 个月才有结果,而且不能有效开展全部菌阳患者的耐药筛查,严重影响耐药结核患者的发现和治疗。项目实施后,我院采用线性探针 HAIN 检测新技术,不仅提高了结核病的诊断正确率,而且明显缩短了耐药结核病的报告时间,这对临床提高病人的治疗成功率,减少误诊和延迟治疗有非常重要的意义。

二、干预措施

为了保证项目的顺利开展,检验科建立了质量考核体系,有效保证检测质量;医院将线性探针 HAIN 快速筛查耐药结核病项目列入检验科常规工作,实验室配备了有资质的人员进行检测,每周常规开展 2 次检测;规定县(区)级机构每周运送痰标本/菌株不少于 2 次;检测结果由专职人员通过结核病管理信息系统上报给各部门和单位。具体做法如下:

1. 成立了质量管理及专业小组

检验科成立了由科主任全面协调,质量负责人监控,专业主管负责,由专职人员进行结核病实验室诊断检测工作的组织体系,定期反馈和督查检测质量。

2. 强化人员培训

为确保新技术的运用,实验室工作人员参加了国家、省、市的专业培训,并获得了相应的岗位资格;科内不定期进行专业技能培训和经验交流,并邀请专业技术人员来科室指导工作;对新进人员进行岗前技能培训和考核、生物安全培训等,确保工作人员全面了解实验室的工作流程,熟练应用各种操作技能;指导县级定点医疗机构的送检工作,确保检测结果及时、准确、有效。

3. 细化工作流程

实验室制定了 SOP 文件,按要求接收来自本院的痰标本,每周至少 2 次接受基层单位送检的阳性痰标本及涂阴培阳的菌株,将患者信息一式三份填写在"县(区)级痰标本(菌株)耐药检测送检表"中;对送检痰标本进行前处理,处理后的痰标本分 2 份,其中一份用于线性探针检测，另一份置－20 ℃保存，以备后续的培养使用。线性探针检测操作过程中提取的 DNA 置－20 ℃保存，用于无结果时重复操作以及后续的 DNA 复核。线性探针检测后剩余的痰标本置－20 ℃保存，菌株置 4 ℃冰箱保存，以备后续检测使用。对耐利福平的样本需要再次复检确认，根据患者情况然后做培养、鉴定及二线药敏检测（乙胺丁醇、氧氟沙星、卡那霉素）；对于县级送检的涂阴培阳的菌株及经结防科核对确认的本院涂阴培阳的菌株，按照要求开展线性探针快速筛查及二线药敏等检测；每周接收样本当天，就做分子耐药检测，3 天内报告线性探针检测菌型鉴定结果、耐药性检测结果以及未获得检测结果（取保存的 DNA 重复操作）等，并填写"线性探针检查单"和"地（市）级定点医院线性探针检查登记本"，所有线性探针的检测按照线性探针检测标准化操作程序。工作流程见图 1。

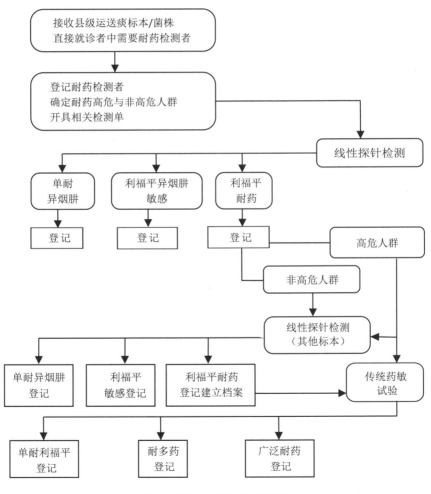

图 1　耐药性检测工作流程图

4. 检测结果的及时反馈

检测结果由实验室人员告知结防科,同时结防科人员到实验室核对患者信息,结防科人员将实验结果通过结核病管理信息系统进行上报,及时告知患者及送检单位,做到即时沟通,完成对患者的宣教、督导,安排患者入院接受治疗,及时发现问题、解决问题。

5. 有效的质量保证

在项目实施过程中,参加了国家、省疾控中心关于结核病耐药分子诊断、痰涂片及结核病药敏能力考核等工作;接受省疾控中心的现场抽样考核;定期参加市疾控每季度组织的痰涂片盲法复检考核和每月的分子诊断复核工作;科内开展室内质量控制及自查工作,不定期走访临床科室,听取对实验检测结果的反馈意见。面对高频次的各项考核工作,科内积极应对,对考核反馈结果,积极沟通,认真总结经验,寻找差距,确保整个检验流程符合规范要求以保证检测结果的准确有效。

三、难点及解决方法

1. 结核病实验室的工作对技术人员要求高,新技术的开展和熟练应用需要一个过程。实验室的工作基本都需要手工操作,需要丰富的理论知识和实践经验,为此,检验科派出了工作人员到国家、省、市医疗机构进行专业培训,同时请相关专家来实验室进行指导,确保实验顺利开展。

2. 痰样本的送检涉及各县市区,参与人员多,患者依从性差,交通运输耗时长,运输保存存在问题,直接影响下一步的检测工作。为此,专门对基层送检人员进行了留样指导及规范送检的专项培训,保证实验顺利开展。

3. 线性探针技术与培养相比大大缩短了报告时间,但杂交仪是手工操作,整个实验耗时两天,每周需要做 2 次,人力投入较大。为此,科内进行了人员调配,以维持耐药结核病筛查工作的开展。

四、主要成效

1. 耐药检测情况

采用分子生物学 HAIN 检测新技术代替传统的培养及药敏试验,快速筛查耐药结核病,将检测时间由 2 个多月缩短为 2～3 天,为临床提供了及时的实验室诊断依据。三年来,利用 HAIN 技术共检测了 1 883 例(其中痰 1 642 例,菌株 241 例),其中单耐利福平 36 例,单耐异烟肼 114 例,同时耐利福平和异烟肼 61 例,对异烟肼和利福平敏感的有 1 390 例,结果见表 1。HAIN 技术对及时发现耐药结核病,控制传染源,保护易感人群,有效防控结核病的管理,提供了及时的诊断及用药指导依据。

2. 未检测到结核分枝杆菌情况

在快速筛查耐多药肺结核的同时,1 642 份抗酸染色阳性痰样本和 241 例菌株中,分别有 257 例和 25 例,共计 282 例未检测到结核分枝杆菌感染,分别为 15.7% 和 10.4%,结果见表 2。这就为排除结核分枝杆菌感染提供了有效证据,避免误诊误治,减轻患者的心理负担和经济负担。

表1　2014—2016年HAIN检测情况表

年份	检测结果					
	总数/例	单耐利福平/例（%）	单耐异烟肼/例（%）	耐多药/例（%）	异烟肼利福平敏感/例（%）	未检测到结核分枝杆菌/例（%）
2014	680	17(2.5)	35(5.1)	23(3.4)	529(77.8)	76(11.2)
2015	641	8(1.2)	41(6.4)	25(3.9)	462(72.1)	105(16.4)
2016	562	11(1.9)	38(6.8)	13(2.3)	399(71.0)	101(18.0)
合计	1 883	36(1.9)	114(6.1)	61(3.2)	1 390(73.8)	282(15.0)

表2　2014—2016年1 883例HAIN检测分枝杆菌情况表

类别	检测结果		
	总数/例	结核分枝杆菌/例（%）	未检测到结核分枝杆菌/例（%）
痰涂阳性	1 642	1 385(84.3)	257(15.7)
菌株	241	216(89.6)	25(10.4)
合计	1 883	1 601(85.0)	282(15.0)

3. 能力提升

新技术、新项目的应用，丰富了工作人员的理论知识，实验人员掌握了新的检测技能，为临床、为患者提供了及时的实验室诊断结果，为结核病耐药患者的管理提供了有力诊断依据。检验科积极参加了国家、省、市疾控中心的能力考核，实验室检测结果质量得到了保证，同时增加了实验结果的可比性，提升了实验结果的互认性。规范并统一了实验操作步骤，确保了实验室环节质量的控制；进一步完善了实验过程的可操作性，为新技术新项目的推广、应用积累了丰富的实践经验。

五、经验

1. 规范留样和送检

在工作中，应督导患者保质保量留取合格的样本，规范基层单位的送检流程，检查送检容器的密封性以防样本泄露，痰标本与菌株应单独保存，避免与其他标本混淆，不能立即进行检测暂时4℃冰箱保存，检验前的环节质量控制可以提高检出阳性率。

2. 正确保留痰涂片阳性标本

阳性痰标本经过中和处理后再做培养容易污染，选择第二份涂片阳性的痰样本做HAIN复检及培养，可以减少培养污染率。对于量比较少、质量差的标本，要求再次送检存在诸多困难，将送检样本混合后做HAIN的检测，提高了阳性率和报告及时率。

3. 从异常结果中汲取的经验

工作过程中，操作人员的认真、仔细是获得正确结果的关键，应选择严谨、责任心强的工作人员具体操作。实验人员需要了解患者的信息,对异常结果的反馈,必须认真反思和总结,必要时需对实验结果进行追踪;在盲法复检过程中,对判读有异议的结果,应该及时进行沟通,分析原因,追踪相关情况;严格做好实验室消毒,严防扩增产物的污染影响检测结果。

六、可持续发展

三年来,在国家、省、市疾控中心的指导下,基层及院内各科相互协作配合,实验室组建了一个严谨、敬业的工作团队,建立了可行的质量保障体系,确立了利福平敏感及耐药结核病患者的发现方法及流程,对结核病可疑症状者通过涂阳患者的痰标本及培养阳性的菌株开展线性探针 HAIN 快速筛查和传统药敏试验,检测患者对一线及二线抗结核药物的耐药情况,为制定结核病患者的治疗方案提供了可靠依据。为了能切实有效地控制结核病,政府应在财力和物力上继续投入和支持,保证项目的可持续发展。

镇江市第三人民医院 龚玉华 王捷婷 熊 茜 宋 戎 孙春红

联系电话:0511 - 80578858

建立病原学阴性肺结核患者的小组诊断制度

一、背景

"十一五"以来,镇江市肺结核患者中约 70％为病原学阴性,其临床表现缺乏特异性,胸部影像也难以与肺部其他病原体感染及肺部肿瘤等疾病相鉴别。以往的诊治侧重于医师的临床经验,缺乏规范化诊断标准及流程,容易造成误诊。每年病原学阴性肺结核变更诊断比例在 5％,为提高病原学阴性肺结核诊断水平,我们制定了病原学阴性肺结核的规范化诊断流程。

二、主要措施

1. 成立医院病原学阴性肺结核诊断专家组

专家组由结核科、放射科、CT 室、检验科等多学科专家共同组成,由结核科正副主任担任正副组长,负责专家组会议的召集。定期开展专家组的学习和培训。专家组至少每周召开一次会议,必要时可临时召集。

2. 定期召开专家组会议

建立病原学阴性肺结核的多学科讨论制度(MDT),一般每周一上午专家组对近一周内收治的疑似病原学阴性的肺结核患者进行讨论,每次讨论由组长或者副组长主持。

3. 专家组讨论流程

至少有三位成员参加,其中至少有一位影像科医生参与。由管床医师介绍患者基本情况,专家组根据患者诊疗情况,按照病原学阴性患者诊断标准讨论,并详细记录每个病例的讨论过程和结论。

4. 规范专家组诊断流程(图 1)

(1)严格审查患者病原学检查的数量、流程和结果,包括痰标本质量。

(2)严格掌握病原学阴性肺结核的临床诊断标准。

(3)通过专家组讨论,对于暂时不能确诊而疑似炎症的患者进行抗感染治疗(一般 2 周)进一步确诊,抗感染治疗不应选择喹诺酮类、氨基糖苷类等具有明显抗结核作用的药品。待抗感染治疗疗程结束后,进行胸部影像学复查,结合其他检查指标,抗感染效果好,病灶吸收好转,则排除肺结核。如抗感染治疗后,患者肺部病灶未完全吸收,则进一步完善血清肿瘤标志物、病理、真菌试验等检查,排除肺部肿瘤、真菌感染等其他疾病可能。仍怀疑患有活动性肺结核的患者可进行诊断性抗结核治疗。

(4)对于行诊断性抗结核治疗的患者,进行两个月的随访观察,至少一月一次,了解患者影像学变化,痰涂片及痰培养情况。如患者临床症状减轻,两个月末复查影像学显示肺部病灶有所吸收,则可临床诊断为涂阴肺结核,继续治疗。

（5）如随访发现患者症状加重,两月末影像学检查提示肺部病灶无变化或明显增大,及时联系专家组讨论分析,进一步进行相关检查,考虑肿瘤、真菌感染、NTM 等可能,尽早修正诊断。

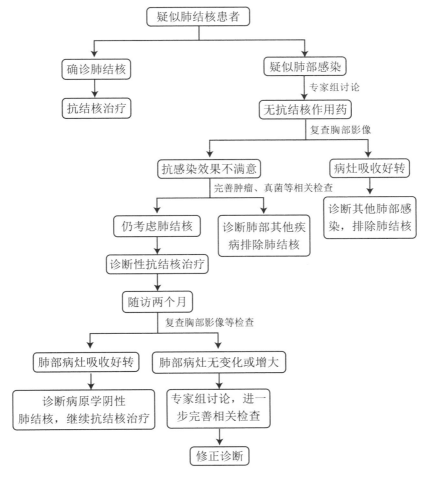

图 1　病原学阴性肺结核诊断流程图

三、难点与解决办法

1. 从患者就诊到最终定诊,可能需要较长时间,难以得到患者的配合。

解决办法:一是加强结核病知识宣传,让患者了解相关情况并积极配合开展诊治工作。二是增加会议频次,根据病例数量,随时调整会议时间。

2. 常规工作量大,专家组成员数量有限,每次至少三位以上成员参与讨论存在一定难度。

解决办法:联合综合医院呼吸科等相关学科成立市级专家库,制定保障制度,确保市级专家库正常开展工作。

四、主要成效

通过对中盖项目实行前后我院新诊断结核病患者抗结核治疗的人数进行回顾性分析发现,我院2011—2013年临床诊断为病原学阴性肺结核患者共910人,其中误诊47人,误诊率约5.2%,发现误诊平均时间3个月。病原学阴性肺结核病人专家组定诊制度建立后,2014—2016年临床诊断为病原学阴性肺结核患者共831人,其中误诊25人,误诊率约3.0%,发现误诊平均时间1.5个月。由此可见,成立院专家组,建立讨论制度,对病原学阴性肺结核患者进行规范化诊治,有效地减少了病原学阴性肺结核的误诊情况,明显缩短了误诊时间。

五、经验

1. 临床、影像、检验多学科会诊,相互协作,紧密配合,是鉴别病原学阴性肺结核与其他肺部疾病的有效保障。

2. 通过增加项目投入建立市级专家库,保障病原学阴性肺结核讨论制度的有效实行。

3. 将专家组讨论制度的建立和实施纳入市级医疗诊疗质量的考核,考核结果由市卫计委通报。

六、可持续发展

实施病原学阴性肺结核诊断专家小组讨论制度后,各级医师提高了诊断该疾病的规范化意识,降低了误诊率,医患纠纷减少。项目结束后,专家小组讨论制度纳入医院常规工作,持续运行。专家组成员每年至少一次参加全国结核病学习班。专家组每年去县区医院现场指导4次。卫计委牵头,医院每年2次到基层开展镇江市结核病基层培训班,同时市卫健委每季度对该制度进行考核和通报,从行政角度保障了讨论制度的落实。

镇江市第三人民医院　潘洪秋　揭国辉　陈虹羽

联系电话:0511-80578847

定点医院结核病患者全程管理

一、背景

结核病患者的治疗受多种因素的影响，疗程长，许多患者依从性较差，难以坚持规律、全程用药，从而直接影响肺结核患者的治疗效果。由乡镇、社区医生直接面视下的服药管理在实施工作中存在一定的困难，DOT 的执行率不高。一般而言，患者对医生有较高的信任度，由定点医院医生全程参与结核病督导管理，建立医护患一体化管理模式，可以达到更好的结核病治疗管理效果。

二、干预措施

基于上述背景，镇江市第三人民医院建立医生、护士、患者一体化的管理模式（图 1），具体措施如下：

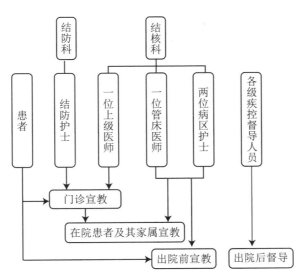

图 1 医生、护士、患者一体化的管理模式

1. 成立医、防、护一体的管理小组

由结核科医疗、护理及结防科工作人员共同组成患者管理小组，负责市辖区患者的宣教和督导工作。

2. 分对象开展针对性健康宣教

门诊患者在化疗开始前，由结核科门诊医生和/或护士负责对患者及其家属进行宣教,时限长不少于10分钟,详细说明肺结核治疗的药物、使用方法、不良反应、服药的各项要求、注意事项等,使患者能够主动配合治疗。

住院患者由结核病管床医生和/或护士负责对患者及其家属进行宣教,要求和内容同上。出院时再次进行健康宣教,说明居住治疗的要求和注意事项等。

3. 管理小组定期对患者开展督导

（1）确诊患者由医师填写督导表格（见附件1、附件2）;

（2）利福平耐药肺结核出院时"六见面";

（3）一周内护士电话随访;

（4）每月医生随访。

4. 建立多层次网络平台

建立面向患者及其家属、疾控督导人员等不同人群的不同网络平台,方便相互间的即时沟通,及时发现问题、解决问题,共建立了三个层次的网络平台。

（1）三院结核科微信公众号:由结核病科主任建立,设有一名管理人员,由科室人员轮流提供材料,确保每日更新结核病相关健康小知识。

（2）结核病督导群:群主是结核病科主任,参加群的人员有各县区结核病定点医院分管领导、分管结核病的中层干部、医生、护士、结防科人员,市、县（区）各级疾控中心的结防科科长、工作人员及社区督导医生（图2）。

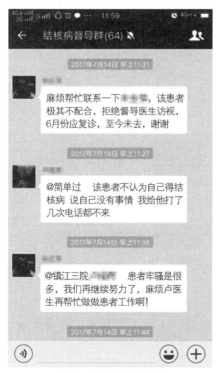

图2 结核病督导群

群成员随时交流结核病患者治疗、管理、督导信息,互相交流患者真实情况,针对性解决。各单位工作人员充分交流,互相帮助,工作效率明显提高。

(3)防痨论健微信群:群主是医院结核病科主任,参加群的人员由定点医院分管领导、分管结核病的中层干部、医生、护士、结防科人员,市、县(区)各级疾控中心结防科科长、工作人员,社区督导医生,综合医院医生及患者、患者家属共同组成。患者及患者家属有疑问可以直接提问,由负责该领域的专业人员进行答复(图3)。

(4)57天地-镇江畅快呼吸QQ群:参加群的人员包括耐药患者管床医生、社区(乡村两级)督导人员、疾控中心耐药管理人员、耐药患者,特别聘请了两名志愿者参与群的讨论和管理。志愿者从耐药患者中选取,从患者的角度为其他患者解答问题,现身说法(图4)。

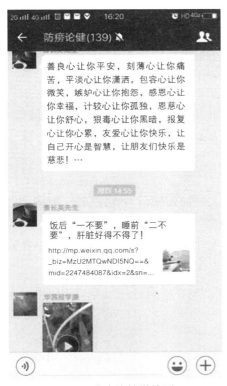

图3 防痨论健微信群

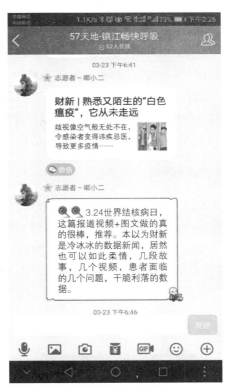

图4 57天地-镇江畅快呼吸QQ群

三、难点与解决方法

1. 难点

增加了医护人员的工作量,但无相应经费支持,医护人员的工作积极性受到一些影响。网络平台维护需要有人员积极引导讨论和答疑。志愿者一般从耐药患者中选取,但愿意承担志愿工作的患者较少。

2. 解决办法

（1）不断组织医务人员进行相关知识的学习培训，转变思想，提高认识，使相关医护人员充分认识到患者的管理会影响结核病治疗的效果，同样也是医务人员的职责所在。

（2）将登记管理患者的系统管理率等指标，纳入年度考核，增加相关人员的责任感。

（3）医院加大经费投入，出台相应支持政策，充分调动医护人员积极性，保障医护患一体化管理模式持续运行。

四、主要成效

1. 通过患者全程管理，提高了患者治疗的依从性，有效提高了出院患者的复诊率。项目开始前（2013年以前）按时复诊率65％，项目结束（2016年以后）复诊率85％。

2. 通过在院期间及出院后督导及时发现患者治疗中出现的问题，减少了患者因各种原因自行停药的可能，从而间接地减少了耐药结核病的发生。结核患者成功治疗率，项目开始前（2013年以前）为75％，项目结束（2016年以后）达90％。

3. 结核病患者综合满意度调查，每月一次，由医院监察室负责，项目开始前（2013年以前）病人综合满意度为75％，项目结束（2016年以后）达95％。

五、经验

1. 医护人员参与督导，并与各级疾控督导人员加强联系沟通，及时了解病人的治疗情况，提高了患者对医护人员的信任度，从而提高了患者的治疗依从性。

2. 对患者及家属多次宣教，加大结核病相关知识的健康教育力度，注重结核病患者密切接触者的健康筛查。

3. 应用网络平台，便于医护人员、疾控督导人员及患者进行信息快速传递。

六、可持续发展

项目结束后医护患一体化督导工作继续进行，QQ群、微信群的作用在不断提升，患者有问题随时反馈，医务人员及时解答。耐药患者关怀活动也由电脑和手机屏幕走到现实中，通过组织小组交流和讨论，将患者关怀进一步深化。

镇江市第三人民医院　潘洪秋　贡献华　陈虹羽

联系电话：0511－80578847

病人姓名		医生姓名		护士姓名			治疗时间		
治疗前检查	乙肝、丙肝、HIV	血糖	TBAB	尿常规	PPD	心电图	血沉		
诊断专家签字	1		2		3		外地专家		
检查项目	治疗前	第1月	第2月	第3月	第4月	第5月	第6月	第7月	第8月
涂片	√		√			√	√		√
胸片	√		√				√		√
血常规	√	√	√	√	√	√	√	√	√
肝功能	√	√	√	√	√	√	√	√	√
肾功能	√	√	√	√	√	√	√	√	√
HRZE		√	√	√	√	√	√	√	√
督导内容									
住院情况									
督导内容	病人按时服药、按时检查,服药反应,住院情况,出入院日期,住院原因								

附件 2　利福平耐药肺结核患者督导记录

病人姓名		医生姓名		护士姓名		电话	
	第1月	第2月	第3月	第4月	第5月	第6月	第8月
检查项目							
涂片	√	√	√	√	√	√	√	√
培养	√	√	√	√	√	√	√	√
胸片	√						√	√
血常规	√	√	√	√	√	√	√	√
尿常规	√	√	√	√	√	√	√	√
便常规	√							
肝、肾功能、电解质	√	√	√	√	√	√	√	√
血沉或C反应蛋白	√							
促甲状腺素	√	√						
乙肝、丙肝、HIV	√							
心电图	√							
腹部B超	√							
听力	√	√	√		√		√	
眼底视力视野	√	√					√	

病人姓名		医生姓名		护士姓名		电话	
治疗药品							
吡嗪酰胺	√	√	√	√	√	√	√
氧氟沙星	√	√	√	√	√	√	√
丙硫异烟胺	√	√	√	√	√	√	√
环丝氨酸							
对氨基水杨酸	√	√	√	√	√	√	√
乙胺丁醇							
督导内容	病人按时服药、按时检查,服药反应等						

定点医院结核病诊疗服务质量的监管与考核

一、背景

中盖项目二期启动后,镇江市及所辖的三个县级市都实施了结核病的单病种定额付费,医保结算中心每年拨付定点医院的结核病相关医保资金,由普通结核和耐多药结核的门诊和住院人数乘以相应的定额来决定。这种结算方式意味着每个结核病患者的医疗费用支出越少,医院的利润就越高,因此就可能存在医院为患者提供不充足、不规范的诊疗服务的风险。而另一方面,部分医院担心医保部门不能将结核病相关医保费用全额支付给医院,而想办法突破单病种支付定额的限制,存在过度住院、过度医疗和增加包外服务的现象。这些原因导致定点医院的结核病诊疗质量更加复杂、对其监管难度更大。为避免定点医院提供不充足、不规范的服务,应加强对定点医院诊疗服务质量的监管和考核,确保患者得到充足、合理、规范的诊疗服务。

二、干预措施

1. 成立监管组织、明确部门职责

成立市级肺结核医疗服务考核监管小组,由市卫生行政部门分管领导任组长,由市卫生行政部门、市医保结算中心、市疾控中心和市第三人民医院临床专家共同组成考核监管小组,并明确各相关部门和机构的职责。

(1)卫生行政部门:制定利福平敏感/耐药肺结核规范性诊疗服务考核方案,组织召开卫生、医保结算中心、疾控和定点医院相关部门协调会。

(2)疾控中心:负责组织季度和年终考核。

(3)定点医院:每月进行自查,配合疾控部门做好季度督导和集中考核工作。

(4)医保结算中心:参与对定点医院的季度督导和集中考核,并按考核结果拨付医保资金。

2. 制订并下发考核方案

由市卫生行政部门召集市医保结算中心、市疾控、市级定点医院专家讨论、制定、下发《镇江市利福平敏感/耐药肺结核规范性诊疗服务考核方案》(以下简称为《方案》),并制订了利福平敏感患者住院指征调查表、利福平敏感/耐药患者门诊/住院诊疗服务项目提供表及利福平敏感/耐药患者门诊/住院诊疗服务考核记录表。

3. 定点医院自查

定点医院进行每月按《方案》要求开展自查,形成自查报告,对发现的问题进行整改。自查内容主要包括院内、外报告疑似患者转诊到位情况、医院内部疑似患者漏报情况、涂阴病人诊断规范性、住院合理性、治疗合理性和规范性等。

4. 考核监管小组的集中考核

市级于每年4、7、10月上旬对上一季度工作进行季度考核，并于次年1月上旬同时组织第四季度及年终考核。通过听取汇报、查阅台账资料等现场检查，开展集中考核。

5. 落实奖惩措施

将项目工作经费和医保经办机构定额结算金额的10%作为考核经费，与考核结果挂钩支付。考核经费拨付标准如下：

(1) 年度考核综合得分95分及以上，判定为优秀，全额支付考核经费。

(2) 年度考核综合得分80～94分，判定为合格。其中90～94分，扣考核经费总量的3%；85～89分，扣考核经费总量的5%；80～84分，扣考核经费总量的10%。

(3) 年度考核综合得分为80分以下，判定为不合格，扣除全额考核经费，并通报批评。连续2年不合格，考虑取消定点医院的资格。

三、难点和解决措施

1. 难点

我市实施单病种定额付费后，对定点医院诊疗服务定期开展监管和考核，医院的诊疗行为更加规范，每年的业务收入减少400万元，导致定点医院执行项目的依从性和积极性受到影响。

2. 解决措施

(1) 对定点医院补偿：一是省、市两级每年拨付结核病防治专项经费260万元，增加对定点医院的补偿。二是医保结算中心对定点医院年度医保结算金额实行兜底，在结核病相关医保金额减少的情况下，医院年度医保资金结算总额不低于项目实施前，确保医院总的业务收入不出现明显下降，调动了医院执行项目的积极性和可持续性。

(2) 加强培训：各地积极组织开展定点医院临床诊疗规范专项培训，各定点医院内部又对临床医生开展多轮培训，强化规范诊疗意识，促进规范诊疗行为。

(3) 医院积极调整收入分配制度：确保从事结核病诊疗的临床医生收入不低于一线临床医生平均收入。

四、主要成效

1. 对患者来说，在得到了充足的临床诊疗服务的同时，全市每年节约肺结核患者医疗费用约700万元。

2. 对医院来说，临床诊疗行为更加规范、充分、真实。中盖项目实施后，定点医院非结核门诊疑似肺结核患者网络报告率由基线调查时的96.3%提高至100%，普通肺结核住院患者化疗方案规范率由基线调查时的33.1%提高至94.4%，普通肺结核患者门诊和住院服务充足率达到85%以上。

3. 对医保部门来说,通过实施单病种定额付费,加强对定点医院诊疗服务规范考核,每年医保基金节约支出约 300 万元。

五、经验

由卫生行政部门牵头,各部门积极配合,是建立对定点医院诊疗服务监管和考核的保障。在实施单病种定额付费的背景下,在增加定点医院补偿到位的同时、实施对定点医院诊疗服务定期监管和考核,是确保患者得到充足、规范、合理的诊疗服务的重要措施,也是加强医院内部协作及医防合作的重要保障。

六、可持续发展

项目结束后,在继续保持对定点医院补偿到位的同时,结合常规督导工作,定期对定点医院的诊疗服务、公共卫生职能履行情况开展监管和考核,并召集市预防医学会成立专家组、进一步完善定点医院考核内容,更科学、更专业地开展定点医院结核病诊疗质量的监管和考核,确保该工作的可持续发展。

镇江市疾病预防控制中心　　戴　冰

联系电话:0511－84434786

附件　市级肺结核定点医院考核指标

项　目	指　标	分　值
1. 组织领导及机构能力(25分)	(1) 指定领导负责结核病防治领导工作	2
	(2) 指定科室和专人负责日常组织、协调和管理,落实完善分级诊疗,双向转诊	3
	(3) 制定相关科室职责和合作机制,建立机构内部转诊和诊疗流程	3
	(4) 配备足够的人员开展结核病诊断、治疗和管理	3
	(5) 门诊和住院条件符合感染控制要求	3
	(6) 实验室能力(分子生物学检测、药敏试验及涂片检测)达到考核标准	4
	(7) 开展人员培训,建立完善激励机制	3
	(8) 对下级肺结核定点医疗机构及基层卫生机构进行结核病业务进行指导和培训	2
	(9) 积极开展结核病聚集性疫情的处置	2
2. 规范诊疗与督导管理(60分)	(1) 成立临床专家组,定期开展涂阴肺结核及疑难重症患者集体会诊并写入患者病程记录	3
	(2) 肺结核可疑症状者和疑似患者查痰率≥90%	2
	(3) 确诊患者中病原学诊断率≥40%,肺结核变更诊断比例≤3%	5

项　目	指　　　　标	分　值
	（4）病原学阳性患者的分子生物学耐药检测比例≥90％	3
	（5）涂阴患者痰培养覆盖率≥90％	3
	（6）活动性肺结核患者 GeneXpert MTB 检测覆盖率100％	3
	（7）痰阴培阳、GeneXpert MTB 阳性且利福平耐药线形探针试验覆盖率100％	3
	（8）HAIN 检测利福平耐药患者痰培养覆盖率100％，阳性率≥90％，二级药敏试验覆盖率100％	2
	（9）利福平敏感肺结核患者住院指征符合率≥95％	3
	（10）利福平敏感肺结核初治患者标准治疗方案符合率100％、FDC 使用率≥95％，规范治疗率100％，病历病案完整率100％	5
	（11）利福平耐药肺结核患者住院执行率100％，出院指征符合率≥95％，出院交接率100％	4
	（12）利福平耐药肺结核初治患者标准治疗方案符合率100％、纳入临床路径规范治疗率≥90％，住院时间满4周率≥90％，注射剂连续使用满6个月率≥80％，病历病案完整率100％	6
	（13）利福平敏感肺结核患者治疗成功率≥90％	5
	（14）利福平耐药肺结核患者纳入治疗率≥80％，治疗成功率≥55％	2
	（15）开展肺结核患者密切接触者筛查，对肺结核患者和患者家属开展结核病健康教育	2
	（16）积极开展肺结核患者督导随访，参与、指导基层患者治疗管理	3
	（17）开展信息登记和报告工作等，报告及时率100％、登记规范和完整率100％	6
3. 医保、补助及免费政策规范（15分）	（1）肺结核可疑症状者进行免费 X 线胸片和痰涂片检查执行率100％	3
	（2）为患者提供国家调拨的免费抗结核药物覆盖率100％	3
	（3）医保政策落实执行率100％，并符合定额标准	5
	（4）所有肺结核患者交通补助执行率100％	2
	（5）耐药患者诊疗费用补助、交通和营养补助覆盖率100％	2

县、区痰标本及菌株运输

一、背景

为了扩大耐药检测覆盖面,提高耐药检测及时性,实现全面快速筛查耐多药结核病,不具备耐药分子生物学检测能力的县、区级定点医院需要将辖区所有新诊断肺结核病人的涂阳痰标本和涂阴培阳菌株及时运送到地市级定点医院实验室进行快速耐药筛查。制定完善合理的痰标本及菌株运输流程,可以保障样本运输生物安全,缩短患者药敏检测报告时间,有助于提高耐药患者检出率。

二、干预措施

1. 明确职责,制定流程

2013 年 9 月中盖结核病项目二期启动后,疾控中心根据项目要求开始梳理工作流程。为减少样本流转环节对样本质量的影响,杜绝生物安全隐患,需明确各单位职责。具体职责分工如下:

(1)县区定点医院:按有关生物安全要求对结核分枝杆菌实验室、门诊、病房及留痰室进行建设及改造,并开展相应的痰涂片镜检、痰标本分离培养等实验室检验工作;采集耐药检测对象的痰标本/菌株,填写"县级痰标本/菌株耐药性检测送检表",交由县(区)级疾控中心运送至地(市)级。接到疾控中心送检通知后完成耐药可疑对象的网报推送,并及时查询耐药检测对象的检测结果。县区级定点医院至少落实结核病专职检测人员 2 名,负责痰标本检测、保存和样本交接工作。

(2)疾病预防控制中心:落实专职送样人员 1 名,信息联络人员 1 名,每周两次前往县区定点医院查询涂片及培养结果,安排耐药检测对象的样本运输,并在实验室登记本上记录送检信息备查。中盖项目二期下拨菌株运输费,用于保证运输工作有序运行。

(3)地市定点医院:接收耐药检测对象的痰标本/菌株,并及时开展耐药检测。

2. 运送要求

(1)需要运送的标本:所有初诊涂阳病人需送所有痰标本(3 份),治疗或随访涂阳病人需送所有痰标本(2 份)。所有初诊涂阴培阳患者的 4 份菌株,出现可见菌落 2 周后即可送检,所有治疗或随访涂阴培阳患者的 2 份菌株,出现可见菌落 2 周后即可送检。

(2)运输要求:痰标本和菌株在各区县保存时使用冰箱(需用温度计监控温度,并记录每天的温度),保存温度 4 ℃。运输时保证专人专车,统一使用符合 UN3373 和 UN2814 要求的运输箱,痰标本保存于螺口塑料痰盒中,菌株保存于螺口培养管中,并且至少使用两个预先冷冻好的冰袋,以避免运输途中温度过高。

（3）送样人员应按要求规范填写3份"县（区）级痰标本耐药检送检表"或"县（区）级菌株耐药检送检表"，并将标本送至市级定点医院指定处。每周两次，分别于周一和周四12：00前送达。

3. 定期质控，落实奖惩

由疾控中心负责根据送样登记统计标本开展各项检测的时间，并按月计算涂阳患者HAIN（线性探针技术检测结核分枝杆菌耐药）检测覆盖率、涂阴患者痰培养覆盖率及送检及时率。根据标本实际检测和运输到位情况考核工作成效，并落实奖惩机制。

为提高各岗位结防工作人员工作积极性，2013年疾控中心下发了《关于进一步加强结核病防治工作奖励的通知》，其中对于定点医院实验室工作人员的奖励兑现与实验室工作质量挂钩。县区疾控中心从专项经费中提取年均5万元左右作为考核奖励经费，用于奖励定点医院及基层医疗机构的结防工作人员。奖励数额根据工作量量化，同时，对因人为失误造成标本过期、丢失等情况的，也将按照相应标准扣除部分奖励。

三、难点与解决方法

1. 标本留存质量

痰标本是项目工作的基础，其质量决定后续所有工作的成败。门诊医生及乡镇督导员在与患者沟通时通过反复交代患者留痰的步骤及注意事项，尽量避免口水痰、痰标本量过少等情况。实验室在接收痰标本时对标本量明显不足3 ml或者质量存在明显问题的标本进行质控，必要时现场重新留取标本。

2. 时效性

首先，是痰分离培养的时效性，部分涂阴患者从查痰到确诊有一定的时间差，这会导致痰培养开展前标本存放时间过长。其次，是运输时效性，信息传递不畅、车辆人员安排以及节假日衔接都会影响到标本运输的及时性。因此，必须严格按照既定的操作流程执行，避免样本在检测前储存时间过长，对检验结果产生较大影响。

3. 运输安全

阳性痰标本及菌株的运输、保存都存在生物安全隐患，因此必须由固定的人员负责采集和运输，同时加强工作人员生物安全培训，办理菌株运输证，严格规范使用标本运输箱。

四、主要成效

2015年镇江市痰标本和阳性菌株送检率达到92％，送检及时率达到98％。

五、经验

运行中，我们发现，定点医院门诊及住院病房的医生必须加强对患者留痰的指导，以提高患者留痰质量。结核门诊确诊肺结核患者时，对有外院查痰结果的患者要重新进行本院查痰。

留取的痰标本应保存在冰箱中,并按照送检时间要求及时运送到市级定点医院。本院查痰时间距确诊超过一周的患者,要重新通知其留痰送检,以获得质量合格的痰标本。

涂阴患者确诊后,第一时间开出培养,申请单交实验室开展培养,以缩短标本保存周期。检验科培养频次至少为每周 3 次。做到及时发现,及时转诊,及时确诊,及时培养。

六、可持续发展

县级具备耐药分子检测能力后,涂阳痰标本送检需求会下降,但培养阳性的菌株仍然要送到地市级定点医院开展传统药敏检测。在县区开展 GeneXpert 检测后,存在部分涂阳标本 GeneXpert 检测阴性的情况,也需要将阳性痰标本送到地市级定点医院做进一步菌型鉴定。因此,标本运输的工作在很长一段时间内仍然要继续开展。

句容市疾病预防控制中心　丁　瑶

联系电话:0511-87221117

加强社区推荐,提高患者发现率

一、背景

2010—2012 年,丹阳地区村级推荐的肺结核可疑症状者占人口总数的 0.094%,而调查显示:同期丹阳地区村级卫生医疗机构登记有肺结核可疑症状者占人口总数的 0.286%。丹阳市肺结核可疑症状者社区推荐率仅 32.97%,超过 2/3 的肺结核可疑症状者未能推荐至社区卫生服务中心进行进一步筛查。因此,如何加强社区推荐工作,及早发现患者,成为丹阳地区结核病控制工作的难点之一。

二、干预措施

1. 政策制定

2013—2015 年期间,江苏省、镇江市以及丹阳市卫计委多次下发文件指导督促相关基层医疗机构落实社区推荐转诊工作,以推进及早发现肺结核患者。

2. 明确筛查流程

村卫生室(社区卫生服务站)将发现的可疑症状者推荐到乡镇卫生院(社区卫生服务中心)进行进一步的检查工作。

乡镇卫生院(社区卫生服务中心)根据不同的筛查对象开展筛查工作(图 1):

(1)因症就诊者:开展症状筛查及胸部 X 光检查,其中免费拍摄胸部 X 光片重点针对两类人群,一是村级推荐的疑似肺结核患者;二是社区转诊到定点医院的疑似肺结核患者。拍摄胸部 X 光片费用由丹阳市基本公共卫生服务项目和疾病控制经费中列支,免费数字胸片筛查标准为每人 55 元。考核要求是筛查率达 100%。

(2)病原学阳性肺结核患者的家庭密切接触者:有肺结核疑似症状者免费拍摄胸部 X 光片。考核要求筛查率达 100%。

(3)年龄在 65 岁及以上的老年人:开展症状筛查及胸部 X 光检查。考核要求:接受体检的所有 65 岁及以上老年人免费症状问诊筛查并有记录的比例≥90%;有症状者免费拍摄胸部 X 光片筛查并有记录的比例达 100%;且所有接受体检的 65 岁以上老年人免费拍摄胸部 X 光片筛查率≥50%。65 岁及以上合并糖尿病者分别统计。

(4)糖尿病患者:开展症状筛查及胸部 X 光检查,其中糖尿病患者中的 HIV 感染者/AIDS 患者,从 HIV/TB 双重感染免费筛查中实施,要求筛查率达 100%,筛查数纳入糖尿病患者筛查数中统计;其他纳入社区管理的糖尿病患者,免费症状问诊筛查并有记录的比例≥90%;有症状者免费拍摄胸部 X 光片筛查并有记录的比例达 100%;且所有纳入社区管理的糖尿病患者免费拍摄胸部 X 光片筛查率≥10%。糖尿病患者且年龄在 65 岁及以上者分别统计。

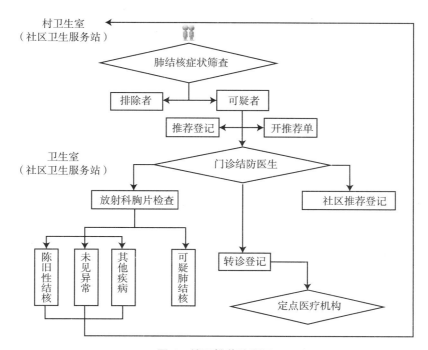

图 1　社区推荐流程图

3. 加强知识和政策的宣传

（1）首先村医对肺结核可疑症状者进行结核病基本防治知识的健康教育，督促其前往卫生院进行免费胸片筛查，如胸片诊断确定为疑似患者，卫生院结防医生则再次对其进行健康宣教，向患者解释他/她可能患了肺结核，并讲解肺结核病的相关知识和中盖项目肺结核医疗优惠政策以及要转诊到定点医院的原因等内容。

（2）加强相关医保政策的公告。

4. 加强绩效考核

将社区推荐工作列入对乡镇卫生院（社区卫生服务中心）的绩效考核。我市基本公共卫生服务考核中肺结核患者健康管理占总分值 6%，主要包括基本公共卫生服务项目和重点人群筛查两部分。其中对重点人群筛查考核占总分值 2%。

具体评分标准为：

（1）肺结核患者健康管理率（2 分）：已管理的肺结核患者人数÷辖区同期内经上级定点医疗机构确诊并通知基层医疗卫生机构管理的肺结核患者人数÷0.9×2 分。肺结核患者管理率≥90%，得分为 2 分。

（2）肺结核患者规则服药率（2 分）：按照要求规则服药的肺结核患者人数÷同期辖区内已完成治疗的肺结核患者人数÷0.9×2 分。肺结核患者规则服药率≥90%，得分为 2 分。

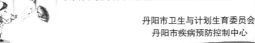

图2　丹阳市肺结核医保报销与救助治疗政策

（3）重点人群肺结核筛查、转诊率（2分）：辖区纳入管理的糖尿病患者结核病主动筛查率≥90％，可疑症状查胸片筛查率100％，总胸片筛查率≥10％；得分为0.5分。65岁及以上老人常规体检中开展结核病主动筛查率≥90％，可疑症状者胸片筛查率100％，总胸片筛查率≥50％；得分为1分。疑似肺结核报告转诊率100％，得分为0.5分。

另外规定要求：完成的推荐率不低于辖区人口0.3％、推荐登记规范、推荐单保存率100％、推荐病人真实性电话核查率100％等。

市卫计委在年终根据考核结果下拨经费到各乡镇卫生院（社区卫生服务中心），保证推荐工作的顺利开展。

5．开展现场督导与培训工作

（1）现场督导：每年定期对基层卫生机构开展社区推荐督导检查，对各单位医院管理系统（HIS系统）、影像科管理系统进行结核病漏报检查，特别是对影像科管理系统中社区推荐胸片诊断异常者和陈旧性肺结核者进行逐一核查，进一步杜绝漏诊。

（2）培训工作：定期对村医开展肺结核相关知识、社区推荐流程的培训工作，并进行培训内容考试,检验培训效果。

三、难点与解决方法

1. 基层医务人员不足、年龄老化、业务能力不强

解决方法:

(1) 每个乡镇卫生院设置 2 名慢性病防治科医生参与结核病防治工作,与结防科医生合作协助村卫生室(社区服务站)医生开展社区筛查工作,并定期对村医进行业务培训。

(2) 加强基层医疗机构特别是村卫生室(社区卫生服务站)的专业人员库的建设。丹阳市财政部门、市卫计委积极与多所医学院校开展合作,建立乡村医生定向委培机制。2016 年开始每年报考乡村医生定向委培专业的大学生,大学期间学费由丹阳市财政承担,毕业后经考核达标后分配至丹阳市各村卫生室(社区服务站),纳入卫生系统正式编制。

2. 经费投入不足

胸片投入费用高,村卫生室(社区卫生服务站)基层医务人员收入偏低、需要创收提高收入。

解决方法:

(1) 社区卫生服务中心为所有可疑症状者及部分高危人群提供免费的胸部 X 光检查,目前费用由基本公共卫生服务项目支出,但是没有明确的政策支撑。

(2) 明确推荐可疑者的奖励标准并加以落实。

(3) 提高村医固定基本工资。

四、主要成效

1. 2013—2015 年,丹阳市村级卫生医疗机构社区共推荐可疑肺结核患者占人口总数的 0.289%,调查显示:同期丹阳地区村级卫生医疗机构共登记有肺结核可疑症状者占人口总数的 0.291%,社区推荐率达 99.3%。

2. 2013—2015 年,丹阳市结核病定点医院共确诊登记病人 1 549 例,其中社区推荐发现患者占比 5.87%,比实施项目前提高了 15 倍。

五、经验和可持续发展

1. 政府增加了对村卫生室(社区卫生服务站)基层医务人员的经费投入,提高了基层医务人员工作积极性,为该项工作的持续开展提供了基础。

2. 建立规范、标准的推荐转诊程序以及监督奖励考核控制体系,并严格执行,逐一落实,为该项工作的持续开展提供了保障。

3. 定期对社区相关医务人员进行肺结核相关知识培训指导工作,为该项工作的持续开展提供了质量保证。

丹阳市疾控中心　陈小军

联系电话:0511－86560315

实行"六见面",实现耐药患者规范管理

一、背景

耐药患者由于治疗时间长、费用高、药物不良反应发生率高,治疗管理难度大;同时因耐药患者偏少,基层督导管理人员对患者的治疗方案及管理要求缺乏全面直观的掌握。因此,所有参与治疗管理的机构和人员必须明确意识、密切配合、各负其责,才能做好耐药患者全程督导治疗管理。我们在中盖项目的实施过程中,实行相关机构和人员的"六见面",有效地提高了耐药患者规范管理水平。

二、干预措施

(一)六方组成

1. 市级疾控中心

制定耐药患者管理流程图(附件1),接收市级定点医院"利福平耐药肺结核患者出院通知单",通知县级疾控,组织"六见面"。

2. 市级定点医院

开具"出院通知单",提供"六见面"场所,派医师参加"六见面",并负责培训耐药患者管理的相关人员。

3. 县级疾控中心

接收市级疾控中心转发的"出院通知单",通知镇村督导人员,协助落实社区治疗管理。

4. 卫生院(社区卫生服务中心)

通知村督导人员,落实社区治疗管理。

5. 村卫生室(社区卫生服务站)

具体落实耐药患者的社区治疗管理。

6. 患者及家属

接受治疗管理。

以上六方共同参与"六见面",医务人员明确交接流程和各自职责,患者及其家属充分知晓,并配合出院后督导管理。

(二)规范"六见面"具体流程

1. 患者出院前五天,市级定点医院主管医生将患者出院日期告知本院结防科医生,结防科医生接到患者出院的信息后,将"利福平耐药肺结核患者出院通知单"(附件2)通过传真形式提交市级疾控中心。

2. 市级疾控中心将"利福平耐药肺结核患者出院通知单"通过传真形式提交患者所在辖区的县(区)级疾控中心,与县(区)级疾控中心共同商定落实患者治疗管理"六见面"的具体时间,同时将商定的时间告知市级定点医院结防科医生,结防科的医生要告知患者的主管医生。

3. 市级疾控中心要按照商定的时间,组织市级定点医院主管医生,县(区)级疾控中心、患者居住地的乡医、村医和患者在市级定点医院内进行"六见面",落实治疗管理。

（三）"六见面"的内容

1. 在"六见面"时,市级定点医院主管医生要现场对县、乡、村医和患者进行培训,医务人员培训重点为治疗方案、督导访视要求、常见不良反应处置;患者培训重点为健康教育、感染控制、服药方法、复诊和取药注意事项。培训内容详见"落实利福平耐药肺结核患者'六见面'沟通事项"单(附件3)并签字确认。同时将患者一个月的药品和"利福平耐药肺结核患者治疗管理本"交给督导服药的医生妥善保存。

2. 督导医生与患者商定督导服药地点,乡级医生要根据"利福平耐药肺结核患者治疗管理本"上的相关信息在"乡(镇)利福平耐药肺结核患者管理登记卡"上进行登记;市级疾控中心要将落实患者治疗管理的相关信息记录在"地(市)级疾控中心利福平耐药肺结核患者管理追踪登记本"和"利福平耐药肺结核患者落实治疗管理反馈单"中,并留存备查。

三、难点和解决办法

1. 需要六方同时参加,确定见面时间比较困难

解决办法:需要市、县疾控中心人员多方协调沟通。

2. 基层参加见面的交通工具和费用难以落实

解决办法:在基本公卫项目中,落实相关费用。

四、成效

1. 各级督导管理人员清晰了解患者的病情和治疗方案,便于有针对性地开展督导活动。

2. 患者治疗规范性明显提高,成功治疗率由50%提高至约70%,治疗满6个月阴转率提高至66.7%。"六见面"后,患者愿意接受社区医生的治管,社区医生工作量明显减轻。

五、经验

1. 由于需要市、县、镇、村四级共同参加,一般由市级定点医院提前告知患者出院时间,由市疾控中心协调各方,确定"六见面"时间,一般在患者出院前2～3天安排见面。

2. 市级定点医院尽量把"六见面"时间安排在周一或周四固定送样日,由县级疾控中心统一安排车辆。

六、可持续发展

随着事业单位车辆改革的发展,落实"六见面"需要安排专项经费予以保障。

丹阳市疾控中心　殷文华

联系电话:0511－86560323

附件1　耐药患者管理流程图

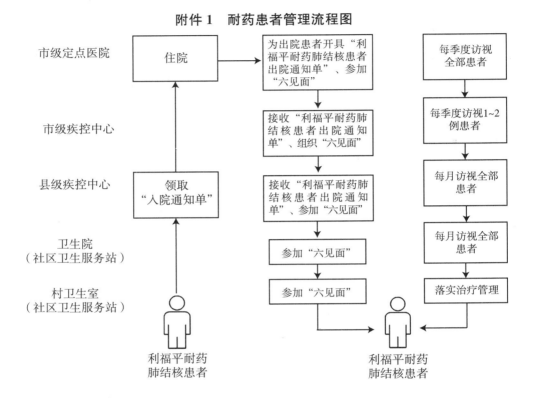

附件2　利福平耐药肺结核患者出院通知单

患者姓名:_____　　性别:_____　　年龄:_____
利福平耐药肺结核患者登记号:_____
患者住址:____省____市____县____乡(街道)_____村(居委会)
电话:_____　邮编:_____
住院日期:20____年____月____日　出院日期:20____年____月____日
入院诊断:单耐利福平　耐多药　广泛耐药
出院小结:(住院期间方案,不良反应及其处理等)
_____
_____

出院后继续治疗建议:
_____
_____
_____

主管医生:_____
填写日期:20____年____月____日

附件3 落实利福平耐药肺结核患者治疗管理 "六见面"沟通事项单

患者_____,性别_____,年龄_____岁,家庭住址_____

患者现已完成住院阶段抗结核治疗,将于_____年___月___日出院,回当地继续接受督导治疗。为进一步加强医防合作和沟通,增强患者出院后治疗依从性,保证用药安全,提高临床治愈率,特将利福平耐药患者出院"六见面"时的有关注意事项规定如下:

一、患者出院后注意事项(由市级定点医院医生负责讲解)

1. 出院后坚持每天到督导点接受督导医生的用药督导,如有用药不良反应或其他异常情况,要及时向督导医生报告,以便得到及时处理。

2. 治疗前6个月,每月1次门诊复诊;治疗满6个月后,每2个月1次门诊复诊;如有不适,或病情特殊变化,随时来市级定点医院诊治。

3. 来院前请不要进早餐,以免影响肝肾功能、血尿常规、血糖等检查结果。

4. 复诊前提前留取2份痰标本(晨痰、夜间痰)、即时痰在复诊时留取,留痰时要注意痰的质量,复诊当天带到医院。

5. 复诊时将"利福平耐药肺结核患者治疗管理本"带回医院,并将其中的前一个月"服药卡"交给复诊医生。复诊后将"利福平耐药肺结核患者治疗管理本"和药品交给督导医生。

6. 携带本人的医疗保险卡。

二、抗结核药物(由市级定点医院医生负责讲解)

1. 治疗方案

　　　具体用法:

　　　异烟肼:

　　　吡嗪酰胺:

　　　乙胺丁醇:

　　　左氧氟沙星:

　　　丙硫异烟胺:

　　　对氨基水杨酸钠:

　　　阿米卡星:

　　　其他药物:

2. 常见不良反应

(1)胃肠反应(丙硫异烟胺、对氨基水杨酸钠、吡嗪酰胺、乙胺丁醇、利福平)

(2)电解质紊乱(常见于卷曲霉素)

（3）肝脏毒性（丙硫异烟胺、吡嗪酰胺、对氨基水杨酸钠、利福平、异烟肼、乙胺丁醇、氟喹诺酮类）

（4）耳毒性和前庭功能障碍（卡那霉素、阿米卡星、卷曲霉素）

（5）肾脏毒性（阿米卡星、卷曲霉素、利福平）

（6）关节痛或肌肉痛（吡嗪酰胺、氟喹诺酮类）

（7）血液系统损害（氟喹诺酮类）

（8）惊厥（氟喹诺酮类）

（9）外周神经炎（氟喹诺酮类）

（10）视神经炎（乙胺丁醇）

（11）精神症状（氟喹诺酮类、丙硫异烟胺）

（12）甲状腺功能紊乱（对氨基水杨酸钠、丙硫异烟胺）

（13）过敏反应（对氨基水杨酸钠有可能发生）

三、市、县、乡、村医生注意事项（由市、县级疾控中心相关人员讲解）

1. 市级疾控中心注意接收院方及患方有关反馈信息并及时转达。

2. 县（区）级疾控中心要做好每月一次的常规督导访视工作。

3. 乡、村级督导医生提醒患者坚持每日用药，按预约时间到市级定点医院复诊，并携带合格痰标本及复诊时所需材料（利福平耐药肺结核患者治疗管理本、服药卡、医疗保险卡）。

4. 乡、村级督导医生注意观察和了解患者在督导治疗期间病情变化、有无用药不良反应。患者如出现严重不良反应或者病情发生重大变化，乡、村级督导医生要及时向市级定点医院主管医生反映。

5. 乡、村医生要在督导患者时开展有针对性的健康教育，帮助其坚持规范服药。

6. 督导患者服药期间要做好感染控制工作。

7. 乡、村医生和患者共同协商确定督导服药点为_____。

四、院方发放给患者及村医生的材料及药品

1. 出院小结（由临床医生在患者出院当天交给患者）。

2. 痰杯、抗结核药物、利福平耐药肺结核患者治疗管理本，督导服药卡（由结防科在当天交给督导医生）。

市级定点医院肺科医生签名：　　　　　　　　　联系电话：

市级疾控人员签名：　　　　　　　　　　　　联系电话：

县级疾控人员签名：　　　　　　　　　　　　联系电话：

乡医生签名：　　　　　　　　　　　　　　　联系电话：

督导医生签名：　　　　　　　　　　　　　　联系电话：

患者签名：　　　　　　　　　　　　　　　　联系电话：

"六见面"时间_____年____月____日

一式五份，市级定点医院留原件，市级疾控中心、县（区）级疾控中心、乡医和村医各留一份复印件

多元化的患者督导治疗管理

一、背景

为保证患者坚持规律用药,完成规定疗程,需要对病人采取有效的管理措施,提高患者治疗依从性。对患者开展医务人员直接面视下服药(DOT)是我国结核病防治规划要求实施的策略之一,由于医疗资源有限、患者的隐私等情况影响 DOT 管理的效果。据统计,2014 年前,扬中市落实了 DOT 管理的患者仅占总患者数的 60% 左右,单一的管理模式已经不能满足当前结核病患者社区督导管理的要求,迫切需要引入手机管理等新型社区督导管理模式,针对患者的自身特点采取个性化、多元化管理,辅以患者关怀,从而提高患者治疗依从性。

二、干预措施

在卫生行政部门领导下,疾控中心负责规划协调,定点医院负责诊断、治疗和确定管理模式;乡、村结防医生根据《中盖结核病项目二期结核病预防控制综合模式试点实施细则》规定的内容、方式和频度等规范要求开展患者社区督导管理工作,形成"防、治、管"一体的防治体系。使患者做到规则服药、按时复诊、取药,完成规定的疗程。

1. 明确部门职责

卫生行政部门:负责组织领导,给予政策支持和经费保障。

疾控中心:负责部门间沟通、协调和指导。有效衔接患者从医院治疗到社区管理,承担对乡镇患者管理的督导、考核并将考核结果上报卫生行政部门。

定点医院:根据患者情况确定患者采取手机管理、医务人员管理或者家庭成员管理模式,配合乡镇卫生院管理患者。

乡镇卫生院(社区卫生服务中心):负责辖区内所有肺结核患者治疗管理工作。将肺结核患者的随访和服药管理工作纳入基层全科医生团队签约服务,由肺结核患者或家庭与家庭医生团队签订服务协议。所辖村卫生室(社区卫生服务站)负责对本村肺结核患者的治疗进行督导管理,观察患者病情变化及药物不良反应,做好详细记录,督促患者按时复查、取药,按期留送合格的痰标本。

2. 规范操作流程

(1)利福平敏感肺结核患者:患者一旦确诊,定点医院负责向患者介绍手机管理、医务人员管理、家庭成员管理三种模式各自的优缺点,由患者根据自身情况选择适合自己的管理模式。

定点医院专报负责人将患者相关信息录入专报,乡镇结核病专管员在收到患者确诊短信或疾控上传的新确诊患者信息(建立由疾控结防工作人员、定点医院医生、乡镇结核病专管员组成的 QQ 群,定期上传新确诊患者详细信息)后,首次入户访视患者,主要是与患者或患者家庭签订肺结核服务协议,对患者及其家属进行健康教育,告诉患者出现病情加重和不良反应时要及时和村医联系、及时就诊。

对于手机管理的患者,再次确认其手机操作正确,提醒其按时复查、取药。手机管理要求患者比较配合治疗,并能够理解和操作手机,对管理过程中发现的不配合治疗的患者,及时更改为医务人员 DOT 管理。

对于医务人员管理的患者,重点加强对不规范用药患者进行 DOT 管理,如住所距村卫生室较近,可直接到村卫生室服药管理;距离村卫生室远的,村医至少每周电话访谈一次,乡镇结核病专管员至少每月访视患者一次,提醒患者按时复查、取药。

结合基层全科医生团队签约服务活动开展随访和服药管理工作。

(2)利福平耐药肺结核患者:执行利福平耐药肺结核患者治疗管理"六见面",根据患者实际情况,实行定点医院、社区集中化和社区属地化三种模式的精细化耐药督导分类管理。

定点医院督导管理:患者在定点医院完成注射期的治疗管理后交由社区管理。

社区集中化管理:建立几个符合感染控制要求的集中治疗点,让患者在集中治疗点完成注射期的治疗管理后交由社区管理。

社区属地化管理:由患者所在社区负责患者出院后的全程治疗管理工作。

3. 反复强化培训

务必让各级管理人员熟悉手机管理的流程和操作方式。定点医院对选择手机管理的患者开展手机使用培训,演示时一定要耐心,让患者亲自操作几次,确认患者能够完成操作流程。

4. 重视对患者的健康教育

定点医院门诊医生对确诊患者首次开展 5~10 分钟的健康教育,乡、村医每次随访对患者进行简单的健康教育。

5. 深化患者关怀服务

深入了解患者不配合治疗、自行停药的原因,尽可能地去帮助患者、关心患者并设身处地地为患者着想。帮助患者坚持治疗,避免出现患者失访,增强治疗依从性,从而提高全程治疗管理率及耐药患者治疗成功率。

6. 完善考核体系

严格执行督导考核,进行质量控制,两个月督导一次,半年考核一次,及时发现问题、通报问题并解决问题。

三、难点与解决方法

1. 医务人员缺乏

村医除了负责本村基本医疗外还承担了相当多的公共卫生服务工作,在结核病防治工作上能投入的精力有限。

解决方法：手机管理的应用能减轻医务人员的工作量，尽可能提高手机管理患者的比例，把工作重点放在不规范用药的患者身上，这样，具有针对性，节约了基层公共卫生资源，同时进一步保护了患者的隐私。

2. 新的管理方式，患者不易接受

解决方法：患者确诊后首先使用手机管理，效果不佳后再改为其他管理方式。

3. 耐药患者出院后在社区输液治疗，社区感染控制欠缺

解决方法：加强培训及基础建设，行政部门协调。

4. 社区外来药品输液医政管理部门不允许

解决方法：带上级医院开的处方。

四、主要成效

肺结核患者管理率为 100%，规则服药率为 98%，活动性肺结核患者成功治疗率为 90%，耐药肺结核患者成功治疗率约为 70%。

五、建议与可持续发展

将手机管理技术与结核病专报、医院 HIS 系统连接，实现数据互通，能够更好地为患者服务，减轻定点医院医务人员的工作量，是这些现代化的管理模式更易被接受和推广。

目前，中盖项目三期使用的药盒管理，也是一种现代化的管理模式，最好能使用带芯片、能够实时传输患者服药情况的药盒，这样的药盒能更好地帮助医务人员督导患者服药。

扬中市疾病预防控制中心　吕　杰　梁　婷

联系电话：0511－88025865

加强高龄(65 岁以上)和耐多药患者关怀，提高患者依从性

一、背景

中盖二期结核病项目实施后,镇江市结核病患者医疗保障水平明显提高,患者疗程中的诊疗费用得到充分保障,但是仍有部分患者因贫困而无法承担交通费或自付费导致不能完成疗程。基线调查期间数据显示,2010—2011 年耐药患者成功治疗率仅为48%,耐药患者治疗满 6 个月后阴转率为 54.2%。镇江市最远辖区扬中市一位耐药患者,每月到定点医院复查路程约 60 公里,单程交通需 2.5 小时左右,花费至少 30 元。丹阳某患者从 2010 年确诊肺结核,因贫困无法坚持治疗,导致反复治疗失败,需要同乡病友提供饭菜而生存。因此,为肺结核患者提供补贴政策可帮助改善部分患者因极度贫困而产生的生活困难状况,提高这部分患者治疗依从性和规范治疗率,最大限度地降低患者经济负担。

二、干预措施

1. 政策核心内容

为特困、65 岁以上的普通肺结核患者提供 2 个月强化治疗期的营养和交通补助;为所有耐多药肺结核病患者提供全部治疗期间的营养补助和 22 个月的交通补助,耐药患者个人需支付的 10%诊疗费用由卫生行政部门给予补助,实现耐药患者临床路径内诊疗零负担。补助标准:交通费 30 元/(人·月),营养费 100 元/(人·月)。

2. 政策开发过程

(1) 将患者交通、营养补助写入"十二五"规划,卫生部门出台具体政策文件。

(2) 卫生部门主动、多次与财政部门沟通,阐明为患者提供交通和营养补助的必要性,争取财政部门的支持和理解。

(3) 由卫生行政部门牵头,召集疾控部门、定点医院相关专家进行费用测算,根据测算结果,财政部门认为总费用较少,单独列项意义不大,经费从健康镇江项目列支。

3. 政策实施方法

(1) 明确各部门职责

卫生行政部门:制定患者补助政策、组织召开相关部门协调会。

财政部门:保障结核病防治配套经费。

疾控中心:负责患者交通及营养补助经费的测算,组织召开医防协调会,对定点医院交通及营养补助经费发放进行监管。

定点医院:组织召开院内协调会,落实特困、高龄普通肺结核患者及耐药肺结核患者的交通费和营养费发放与结算,同时落实耐药患者个人支付的10%诊疗费的结算方式。

(2)增加经费投入

① 卫生行政部门每年投入约15万元,补助由定点医院垫付的耐药患者10%诊疗费用。

② 营养和交通补助纳入健康镇江项目进行补助。其中市财政每年安排专项经费约5万元补助耐药患者,特困及高龄患者的补助由患者所属地财政安排专项经费,每年补助约20万,其中丹阳市7万,扬中市2.5万,句容市4万,市辖区(京口区、润州区、新区及丹徒区)6.5万。

(3)细化实施流程

① 召开协调会、测算费用:由卫生行政部门牵头,召集疾控部门、定点医院相关专家进行费用测算,与财政部门沟通,阐述为患者提供交通和营养补助的必要性,取得财政部门的理解与支持。

② 制定规划、出台政策:2013年6月镇江市卫生局、市人社局、市慈善总会、市财政局出台了《关于印发〈镇江市调整肺结核患者医疗保险支付方式和提高保障水平实施方案〉的通知》,明确了关怀对象、标准及经费来源。在《镇江市调整肺结核患者医疗保险支付方式和提高保障水平实施细则》中进一步明确具体发放和结算流程。

2015年镇江市卫计委下发《关于进一步提高镇江市耐药肺结核患者保障水平的函》,规定原需耐药患者个人支付的10%诊疗费用由卫生行政部门给予补助,实行耐药患者临床路径内诊疗零负担,进一步提高耐药肺结核患者保障水平。

③ 制定相关表本、组织培训:组织召开专家研讨会,制定"利福平敏感肺结核患者诊治登记表"和"利福平敏感肺结核患者营养和交通补助领取登记表",对定点医院负责表本登记的医生进行专项培训。

④ 发放交通和营养补助:患者就诊时持身份证、特困证明、诊断证明等相关资料(原件和复印件)到定点医院结防科签字按月领取,或完成疗程时一起发放。定点医院先行垫付相关费用并完成相关表本填写。

三、难点与解决方法

1. 政策开发及经费落实是难点,主要通过引起卫生行政部门领导的重视,与财政部门反复多次沟通。

2. 具体发放时,有些地方财务规范要求无现金,需要疾控部门垫付费用,集中报账,手续较烦琐。目前均改为疾控部门先行将费用拨付给定点医院,由定点医院负责具体发放,集中在本院报销,疾控部门负责审核。

3. 增加了定点医院结防科工作量,需固定一名工作人员专门负责患者登记、费用报销。

四、主要成效

1. 普通肺结核患者复诊规则性提高至 85%，耐药患者纳入治疗率提高至约 90%，成功治疗率提高至约 70%，耐药患者治疗满 6 个月阴转率提高至 66.7%，同时减轻了社区医生督导患者的工作量。例如扬中某患者因其儿子患白血病死亡，家中贫困无法继续治疗，疾控中心工作人员反复上门做患者思想工作，打消患者经济上的顾虑，落实医保报销及补助政策，患者得以继续治疗。

2. 耐药患者的补助政策纳入市政府民生改善重点工程，使政策得到有效延续。

五、经验

先将政策调整的相关内容写入政策规划，作为地方政策，可保证政策的持续性。政策明确后，再制定方案和细则相对容易并有据可依。政府重视、多部门认识到位，协调一致保政策制定通过。

六、可持续发展

由于镇江市已将患者关怀相关政策写进规划，作为地方政策，可以保证延续性。2017 年起通过省级专项经费对全部确诊肺结核患者全疗程（6 个月）给予交通补助，补助标准每人每月 30 元，每年约 20 万元。

镇江市疾病预防控制中心　戴　冰

联系电话:0511－84434786

结核病新诊断技术在江苏省的推广应用

一、背景

"十三五"全国结核病防治规划目标要求,100%的地市级结核病实验室以及70%以上的县(市、区)结核病实验室具备开展结核病分子生物学诊断的能力。江苏省近年来陆续开展了中盖结核病项目和全球基金结核病项目,项目为部分地市级结核病实验室配置了HAIN设备,部分县(市、区)结核病实验室配置了GeneXpert设备。同时,镇江市在实施中盖结核病项目综合模式试点项目期间,新诊断技术的应用取得了显著的效果,为此,计划将新诊断技术在全省推广应用。

在对国内外的结核病分子生物学诊断设备进行了对比研究,并综合考虑经费情况及各市、县(市、区)结核病实验室的软硬件能力后,江苏省利用省级专项经费,为其他地市级结核病实验室配置了GeneChip设备,为县(市、区)结核病实验室配置了等温扩增设备。目前,江苏省各市、县(市、区)均已开展分子生物学诊断工作,所需要的分子生物学诊断试剂由省疾控中心统一招标采购,免费分发至各结核病实验室,为患者开展免费检测。

二、干预措施

1. 分子诊断设备的选择和购置

在全球基金结核病及中盖结核病项目的实施过程中,项目为全省5个地市结核病实验室配置了HAIN设备,为24个县(市、区)结核病实验室配置了GeneXpert设备。

目前已获得WHO推荐和国家相关部门批准上市的结核病分子生物学仪器有HAIN、GeneXpert、基因芯片、等温扩增等,HAIN、GeneXpert为进口设备,机器及试剂价格均较高;基因芯片和等温扩增设备为国产设备,在开展了相应的验证试验后,我们认为国产的基因芯片和等温扩增设备既能满足将来的工作需要,投入经费也最少。另外,根据江苏省政府采购的相关要求,国内产品能满足需要的,不得采购进口产品,因此经省财政部门和省卫生行政部门同意,使用中央补助地方的公共卫生专项和省结核病专项资金历年结余的经费,为其他8家市级结核病实验室和44个县级结核病实验室采购了基因芯片和等温扩增设备。

2. 政策的制定和落实

(1) 2016年底,省卫计委下发《省卫生、计生委办公室关于印发江苏省结核病分级诊疗和综合防治服务模式实施方案的通知》(苏卫办疾控〔2016〕14号),明确提出在开展痰涂片镜检和结核分枝杆菌分离培养的基础上,县级结核病诊治定点医院实验室应用等温扩增/GeneXpert 新诊断技术,市级结核病诊治定点医院实验室使用 HAIN/基因芯片技术,开展快速分子耐药性检测,为新技术在全省的推广应用提供政策支撑。

（2）邀请各市、县相关技术人员,讨论制定分子诊断技术应用的实施细则,形成各地认可的方式。2017 年初,省疾控中心下发实施细则参考指南,对市、县（市、区）结核病实验室分子诊断设备的使用流程做出明确的要求。

3. 推广应用

（1）在全省开展分子诊断技术应用推广之前,召开中盖结核病项目二期经验交流会,向各市县卫计委、疾控中心、定点医疗机构的分管领导及结核诊治相关科室的负责人和技术骨干介绍中盖二期项目中新诊断技术取得的成绩。

（2）举办技术培训:举办多期技术培训班,涉及定点医院实验室、临床科室、疾控中心技术人员。

（3）协助解决实验室资质问题:根据《医疗机构临床基因扩增管理办法》的要求,医疗机构开展临床基因扩增检测需要省级临检中心审核通过。为此积极与省卫计委、省临检中心沟通协调,指导定点医院及时申报临床基因扩增实验室资质。

（4）正式启动:全省从 2017 年 7 月 1 日开始,全面启动新诊断技术的应用。在收费标准没有落实前,相关分子诊断试剂由省疾控中心统一采购分发使用,并为定点医院提供检测费,保障新诊断技术的持续开展。

4. 监督和考核

（1）将分子诊断技术应用纳入省级传染病目标考核;市级和县级卫计部门将新诊断技术的应用推广纳入定点医疗机构、疾病预防控制中心的目标管理责任书,督促新技术尽快落地实施。

（2）加强实施中的督导,新技术在全省应用后,市级每季度开展一次督导,省级半年开展一次督导,及时发现和解决实施中存在的问题。

三、难点与解决方法

1. 新诊断技术设备采购经费的筹措

分子诊断设备价格昂贵,且未纳入政府专项经费补助范围,筹资难度大。我省主要使用中央转移支付和省级结核病专项经费历年的结余经费来进行分子诊断设备的购置,并采取分步走的方式来完成设备购置。2014 年,为省疾控中心和 8 个地市结核病实验室采购基因芯片设备,共支出 360 万元;2017 年,为 44 个县（市、区）结核病实验室采购等温扩增设备,共支出 580 万元。

2. 新诊断技术的检测收费问题

分子诊断的检测费用高,且往往不在医保报销目录内,开展新诊断技术会额外增加患者的经济负担。为了不给患者增加负担,现阶段,分子诊断试剂由省疾控中心统一提供,免费为患者开展分子诊断检测。

3. 诊断流程的变更

新诊断技术的应用推广必将改变现有的临床的诊断流程和实验室操作程序。为减轻技术变更的冲击,我们采取多次理论培训,结合实践操作,不断加强临床和实验室工作人员的操作能力。对部分薄弱地区,开展专项督导,现场单独加强培训。同时,为了提高定点医院使用分子诊断设备的积极性,由省级为定点医院提供每例 50 元的患者检测费。

四、主要成效

1. 截至 2017 年底,全省 100％地市开展了快速耐药性检测,100％县级结核病实验室开展了快速分子检测。

2. 全省患者病原学阳性率 2017 年上半年为 34.9％,分子生物学阳性率很低,经过2017 年下半年分子诊断技术的应用,2018 年上半年全省患者病原学阳性率提高至45.0％,分子生物学阳性率也大幅上升,为病原学阳性数的贡献率超过 13％(表 1)。

表 1　2017 年和 2018 年上半年病原学阳性情况统计

年度	患者/例	涂片阳性/例(％)	仅培阳/例(％)	仅分子生物学阳性/例(％)	病原学阳性/例(％)
2017 上半年	13 323	4 622(34.7)	26(0.2)	6(0.05)	4 654(34.9)
2018 上半年	12 964	4 796(37.0)	272(2.1)	763(5.9)	5 831(45.0)

3. 分子耐药筛查比例大幅提高,2017 年下半年使用分子生物学技术开始耐药性筛查的比例达到 74.4％,比 2017 年上半年(38.6％)提高了 93％。

五、经验

1. 需要不断反复、积极地向各级领导汇报新技术的优点,做出精准预算,提出合理的费用需求,最终得到政府各相关部门的支持。协助政府相关部门出台政策,申请经费或者调整经费使用等。

2. 邀请政府各相关部门、疾控中心、定点医院的领导和技术人员到中盖二期项目现场观摩并互动,展示项目在新技术应用方面的成果,使各方切身感受新技术的优点,以利于新技术的进一步推广。

3. "兵马未动,粮草先行",提前做好硬件和软件准备,是分子技术推广应用的关键。进行实验室改造,使之符合生物安全条件和 PCR 实验室标准;为定点医院提供背景资料,协助它们及时开展 PCR 实验室资质申报;开展人员培训,使技术人员熟悉操作流程和方法,规范有序地开展新技术检测。

六、可持续发展

全省各市、县(市、区)已经全面开展了分子生物学检测,相关工作要求已经纳入《江苏省结核病防治规划(2018—2020 年)》,在肺结核(包括耐多药肺结核)实行单病种定额付费,提高报销比例之前,开展分子生物学检测所需要的试剂和检测费用由省级统一提供,不给患者额外增加经济负担。

江苏省疾病预防控制中心　周　扬

联系电话:025－83759455

相关文件

镇江市卫生局、人社局、财政局、慈善总会文件
《关于印发〈镇江市调整肺结核患者医疗保险支付方式和提高保障水平实施方案〉的通知》

各辖市(区)卫生局、人社局、财政局、慈善总会,镇江新区社会发展局、组织人事部、财政局:

为进一步规范结核病诊疗工作,充分发挥慈善和救助资金使用效益,完善医疗保障政策,切实减轻患者负担,保障人民群众身体健康,根据《江苏省开展城镇基本医疗保险部分重大疾病按病种收付费试点工作实施方案》(苏人社发〔2012〕336号)、《关于增加农村重大疾病医疗保障试点病种的通知》(苏卫农卫〔2011〕17号)以及《镇江市人民政府办公室关于印发镇江市结核病防治"十二五"规划的通知》(镇政办发〔2012〕200号)等文件精神,结合医疗保险实际情况,经研究,决定调整我市肺结核患者医疗保险支付方式,提高保障水平,现将镇江市卫生局、人社局、财政局、慈善总会联合制定的《镇江市调整肺结核患者医疗保险支付方式和提高保障水平实施方案》印发给你们,请各有关单位认真贯彻执行,各辖市、区可根据本地实际情况,制定具体实施细则落实执行。

       镇江市卫生局   镇江市人力资源和社会保障局

       镇江市财政局   镇江市慈善总会

                       2013年6月20日

抄送:省卫生厅疾控处,省疾控中心慢传所,镇江市第三人民医院,丹阳市、扬中市、句容市、丹徒区人民医院,市和各辖市区疾控中心

附件：

镇江市调整肺结核患者医疗保险
支付方式和提高保障水平实施方案

根据《江苏省开展城镇基本医疗保险部分重大疾病按病种收付费试点工作实施方案》(苏人社发〔2012〕336号)、《关于增加农村重大疾病医疗保障试点病种的通知》(苏卫农卫〔2011〕17号)以及《镇江市政府办公室关于印发镇江市结核病防治"十二五"规划的通知》(镇政办发〔2012〕200号)等文件精神,结合我市医疗保险实际情况,制定本方案。

一、诊疗机构确定

（一）确定镇江市第三人民医院为京口、润州、镇江新区范围内,丹阳、扬中、句容市、丹徒区人民医院为本辖区范围内的结核病定点医疗机构,负责一般结核病患者的诊断和治疗。

（二）确定镇江市第三人民医院为全市耐多药肺结核及疑难、重症结核病患者的诊断、治疗定点医疗机构。

二、救治对象

（一）本市参加基本医疗保险的人员,作为肺结核可疑症状者在规定的定点医疗机构筛查时,按照国家及省、市相关规定,享受一次(3张)免费痰涂片检查和一次免费胸片检查,其他医疗费用按原渠道解决。

（二）本市参加基本医疗保险的人员,凡第一诊断为耐多药肺结核（ICD－10：A15.0、A15.1)或第一诊断为活动性肺结核(含结核性胸膜炎)、初治菌阳肺结核（ICD－10：A15.001)、复治肺结核（ICD－10：A16.2),并在规定的定点医疗机构接受诊疗的患者,按本方案规定执行。

（三）未参加本市基本医疗保险或虽参加了本市基本医疗保险,但未在规定的定点医疗机构接受诊疗的患者,不属于本方案救治对象范围,其医疗费用按原渠道解决。

三、诊疗规范

（一）根据卫生部《肺结核门诊诊疗规范》(2012年版),以及耐多药肺结核、初治菌阳肺结核和复治肺结核等3个肺结核病的临床路径,对肺结核可疑者或患者进行规范的诊断及治疗管理。

（二）非耐多药肺结核患者住院比例不超过30%,住院指征:① 存在较严重合并症或并发症者;② 出现较严重不良反应,需要住院进一步处理者;③ 需要有创操作(如活检)或手术者;④ 合并症诊断不明确,需要住院继续诊疗者;⑤ 其他情况需要住院者。

四、支付方式与报销比例

从 2013 年 1 月 1 日起,对肺结核患者的诊疗费用实行住院按病种付费,门诊按定额结算的支付方式。肺结核患者诊疗报销比例为:耐多药肺结核患者门诊和住院报销比例不低于 90%,非耐多药肺结核患者门诊和住院报销比例不低于 80%。

(一)费用标准

肺结核治疗费用分为住院治疗费用和门诊治疗费用。

1. 耐多药肺结核

总费用标准暂定为 42 500 元/例,其中,住院治疗(2 个月)费用标准 17 200 元/例,门诊治疗(22 个月)费用标准 25 300 元/例,患者自付金额不超过费用标准的 10%,超过部分由定点医疗机构承担。住院和门诊费用已包含治疗所需所有费用,不得再收取其他费用。

2. 非耐多药肺结核

住院治疗(1 个月)费用标准暂定为 8 000 元/例,门诊治疗费用标准暂定为 3 000元/例,患者自付金额不超过费用标准的 20%,超过部分由定点医疗机构承担。住院和门诊费用已包含治疗所需所有费用,不得再收取其他费用。

3. 国家免费提供的抗结核药物费用不计入费用标准。

(二)费用结算

肺结核患者在定点医疗机构接受规范诊疗时,除患者自付部分直接与定点医疗机构结算外,其余诊疗费用由各级医疗保险经办机构与定点医疗机构直接结算,患者不垫付相关费用。

1.(城镇)居民基本医疗保险

增加肺结核为(城镇)居民基本医疗保险门诊特殊病种。

(城镇)居民基本医疗保险参保人员患耐多药肺结核在定点医疗机构住院治疗时,享受医疗救助、慈善助医待遇,其所发生的符合规定的治疗费用由(城镇)居民基本医疗保险、医疗救助、慈善助医分别按相关规定报销。

患非耐多药肺结核在定点医疗机构治疗时,先由(城镇)居民基本医疗保险基金报销,不足部分由医疗救助进行补助,定点医疗机构先代为报销,再统一与医疗保险经办机构结算。

2. 统账结合(职工)基本医疗保险

统账结合(职工)基本医疗保险参保人员患耐多药肺结核在定点医疗机构治疗时,享受医疗救助待遇,所发生的符合规定的治疗费用由统账结合(职工)基本医疗保险、医疗救助分别按相关规定报销。

患非耐多药肺结核在定点医疗机构治疗时,先由统账结合(职工)基本医疗保险基金报销,不足部分由医疗救助进行补助,定点医疗机构先代为报销,再统一与医疗保险经办机构结算。

3. 新农合

新农合参合人员患耐多药肺结核在定点医疗机构治疗时,享受医疗救助、慈善助医待遇,其所发生的符合规定的治疗费用由新农合、医疗救助、慈善助医分别按相关规定报销。

患非耐多药肺结核在定点医疗机构治疗时,先由新农合基金报销,不足部分由医疗救助进行补助,定点医疗机构先代为报销,再统一与医疗保险经办机构结算。

五、营养和交通补助

(一)补助对象

1. 特困[按《关于印发镇江市社会医疗救助办法的通知》(镇政发〔2007〕118 号)文件规定的六类人群]、高龄(65 岁及以上,确诊当日计算年龄)非耐多药患者提供 2 个月强化治疗期的营养和交通补助;

2. 所有耐多药肺结核病患者提供治疗期间 12 个月的营养补助和 10 个月的交通补助。

(二)补助标准

营养补助 100 元/(人·月),交通补助 30 元/(人·月)。

(三)经费来源

将肺结核病患者强化治疗期间的营养和交通补助纳入重大公共卫生服务项目,实行项目化管理。其中,耐多药患者的补助由市财政安排专项经费实行补助,特困及高龄患者的补助由患者所属地财政安排专项经费实行补助。

六、监管与考核

镇江市卫生局、人社局、财政局和慈善总会联合成立结核病报销与支付监管小组,遵循监管机构和执行机构分开的原则,在监管小组的领导下,由医疗保险经办机构具体实施监控和管理工作,组织有关专家定期对收治入院患者是否符合入院指征进行审核,如发现不符合入院指征的,患者住院期间的费用由定点医疗机构承担。此外,在卫生局对定点医院的年度考核中,加入项目考核指标,并由当地疾病预防控制机构参与考核。

镇江市卫生局《关于进一步提高镇江市耐药肺结核患者保障水平的函》

市第三人民医院,市疾控中心:

按照市卫生局、人力资源和社会保障局、财政局和市慈善总会等四部门联合下发的《关于印发〈镇江市调整肺结核患者医疗保险支付方式和提高保障水平实施方案〉的通知》(镇卫发〔2013〕173号)文件要求,自2013年1月1日起,我市实行耐药肺结核患者门诊和住院治疗期间临床路径内总费用定额包干,将报销比例提高至90%,同时给予患者治疗期间的交通与营养等关怀补助,极大地减轻了患者经济负担,但目前患者仍需承担10%的临床路径内诊疗费用。为完善我市肺结核患者保障政策,进一步减轻患者负担,根据国家中盖项目办要求,经研究,决定在原先政策的基础上进一步提高耐药肺结核患者保障水平。具体实施方案如下:

一、保障对象

在本市参加基本医疗保险的人员,自2015年1月1日起,临床第一诊断为耐药肺结核,并在镇江市第三人民医院接受诊疗的患者为本方案保障对象。未参加本市基本医疗保险或虽参加了本市基本医疗保险,但未在市第三人民医院接受诊疗的患者,不属于本方案补助对象范围,其医疗费用按原渠道解决。

二、补助标准

每例在原报销基础上增加4 250元(即原个人承担的10%临床路径内诊疗费用),其中住院1 720元、门诊2 530元。

三、费用结算

耐药肺结核患者在市第三人民医院接受规范诊疗时,临床路径内诊疗费用中的90%按原规定由各级医疗保险经办机构与市第三人民医院直接结算,原患者需个人支付的10%诊疗费用不再收取,由市三院先行垫付,年终由市卫生局统一拨付。

2015年3月4日

抄送:各辖市、区卫生局(社发局)

镇江市卫生局关于印发《镇江市利福平敏感/耐药肺结核规范性诊疗服务考核方案》的通知

各辖市、区卫生局(社发局)、市有关医疗卫生单位:

中盖结核病项目二期正式启动后,我市肺结核患者诊疗费用将按照单病种定额付费方式进行结算。为了确保利福平敏感/耐药患者得到充足、合理、规范的诊治服务,依据国家中盖项目办下发的《利福平敏感/耐药肺结核诊疗服务规范性考核方案》指导原则,结合我市实际,特制定《镇江市利福平敏感/耐药肺结核诊疗服务规范性考核方案》(以下简称《方案》),现印发给你们,请各地按照《方案》要求,制定切实可行的实施方案和计划,认真组织实施,全面规范肺结核诊疗服务工作,确保中盖结核病项目二期目标顺利完成。

附件:镇江市利福平敏感/耐药肺结核诊疗服务规范性考核方案

2014 年 5 月 12 日

附件：

镇江市利福平敏感/耐药肺结核
诊疗服务规范性考核方案

为顺利推进中盖结核病项目二期相关工作,确保肺结核患者能够得到充足、合理、规范的诊治服务,根据国家中盖项目办下发的《利福平敏感/耐药肺结核诊疗服务规范性考核方案》要求,结合我市实际,制定本方案。

一、目的

通过检查利福平敏感肺结核患者住院治疗的合理性,以及对利福平敏感/耐药患者是否按服务包要求规范开展诊疗服务,进一步规范我市结核病定点医疗机构的医疗行为,确保肺结核患者得到充足、合理、规范的诊治服务。

二、考核内容

1. 检查利福平敏感/耐药肺结核患者住院病案和门诊病案是否按规范撰写和保存。查看利福平敏感/耐药肺结核患者住院病案和门诊病案,是否详细填写患者现病史,入院诊断,病程记录,药品使用情况等,并将所有的检查化验单粘贴到病案中。

2. 检查利福平敏感肺结核患者住院治疗是否合理。查看入院时诊断为利福平敏感肺结核患者的住院病案,包括患者现病史、入院诊断、检查/化验单、病程记录等,判定患者住院合理性,并填写附件2"利福平敏感患者住院指征调查表"。

3. 住院诊疗服务项目核查。检查已出院的利福平敏感/耐药患者住院病案,对照服务包标准判定医院提供的基本诊疗服务是否充足,填写附件3"利福平敏感患者住院诊疗服务项目提供情况"或附件4"利福平耐药患者住院诊疗服务项目提供情况"。

4. 门诊诊疗服务项目核查。检查完成疗程的利福平敏感/耐药患者门诊病案,根据服务包判定基本诊疗服务提供是否充足,填写附件5"利福平敏感患者门诊诊疗服务项目提供情况"或附件6"利福平耐药患者门诊诊疗服务项目提供情况"。

考核组成员根据上述结果,填写附件7"利福平敏感肺结核诊疗服务考核结果记录"或附件8"利福平耐药肺结核诊疗服务考核结果记录"形成考核结论。

三、考核方式及时间

考核采用医院自查与考核组集中考核相结合的方式进行。在项目执行期间,定点医院每个月进行1次自查,并形成自查报告,对发现的问题进行整改。市项目办于每年4、7、10月上旬对上季度工作进行季度考核,并于次年元月上旬同时组织第四季度及年终考核。集中考核通过听取汇报、查阅台账资料及现场检查,详细了解项目工作情况。

四、考核组成员

市项目办成立由市卫生局、疾控中心、医保结算中心人员与市结核病临床有关专家等有关人员组成的镇江市肺结核医疗服务考核监管小组（见附件1），定期对辖区内肺结核定点医疗机构进行考核。

五、奖惩措施

市卫生局留取医保结算中心与定点医院定额结算金额的10％作为考核奖惩经费，与考核结果挂钩支付，市医保结算中心根据季度及年终考核结果与定点医院进行费用结算。

附件1　镇江市肺结核医疗服务考核监管小组
附件2　利福平敏感患者住院指征调查表
附件3　利福平敏感患者住院诊疗服务项目提供情况
附件4　利福平耐药患者住院诊疗服务项目提供情况
附件5　利福平敏感患者门诊诊疗服务项目提供情况
附件6　利福平耐药患者门诊诊疗服务项目提供情况
附件7　利福平敏感肺结核诊疗服务考核结果记录
附件8　利福平耐药肺结核诊疗服务考核结果记录

附件 1: <u>镇江市肺结核医疗服务考核监管小组</u>

组　　长:市卫生局副局长　　　　　　　　鲍务新
副组长:市医保中心副主任　　　　　　　　张正明
　　　　市疾控中心副主任　　　　　　　　韩方岸
　　　　市第三人民医院副院长　　　　　　严金二
成　　员:市卫生局疾控处处长　　　　　　徐承平
　　　　市医保结算中心科长　　　　　　　吴阿元
　　　　市第三人民医院结防科科长　　　　潘洪秋
　　　　市疾控中心慢传科科长　　　　　　张明辉
　　　　市疾控中心慢传科副科长　　　　　蒋　晖

附件 2: 　**镇江市**＿＿＿＿＿＿＿**县(区)利福平敏感患者住院指征调查表**

患者姓名:＿＿＿＿＿＿　结核病患者登记号:＿＿＿＿＿＿＿＿＿＿　　住院号:＿＿＿＿＿＿

入院日期:＿＿＿＿＿年＿＿月＿＿日　　　　　治疗分类:□初治　　□复治

患者住院是否合理:□是　　□否(符合以下住院适应证条件之一的患者为住院合理)

入院指征		有/无
较重并发症	中度及以上咯血(100 ml 以上)	
	气胸	
	呼吸衰竭	
	结核性肠梗阻	
较重合并症	糖尿病需要调整胰岛素及糖尿病伴并发症(酮症酸中毒、糖尿病肾病、糖尿病眼病、糖尿病足等)	
	肺内感染(体温 38.5 ℃以上,影像学检查有肺部感染的征象)	
	中等程度以上的肝功能损害(ALT 或胆红素大于正常值 3 倍)	
	肾功能不全(肌酐/尿素氮超过正常值 3 倍)	
	心功能不全二级及以上	
	急性脑血管疾病	
结核病情较重	血行播散性结核病	
	结核性脑膜(脑)炎	
	结核性心包炎	
	结核性胸膜炎(需要抽取积液治疗)	

入院指征			有/无
结核病情较重	结核性腹膜炎(需要抽取积液治疗)		
	结核性盆腔炎(需要抽取积液治疗)		
	严重结核中毒症状(体温高于 39 ℃ 或重度营养不良,BMI 小于 18.5)		
	肺内病变 3 个及以上肺野		
抗结核治疗过程中,出现较重不良反应	严重胃肠道反应(呕吐引起胃炎、胃溃疡、呕血)		
	中度及以上肝损害(ALT 或胆红素大于正常值 3 倍)		
	药物过敏(皮疹融合成一片或伴皮肤溃破、伴药物热等)		
	中度及以上肾功能损害(肌酐或尿素氮超过正常值 3 倍)		
	中重度神经、精神系统不良反应(视力、听力障碍,或皮肤感觉障碍,或伴精神症状等)		
	中度及以上血液系统改变(白细胞小于 2.0×10^9/L 或血红蛋白小于 8 g/L 或血小板小于 5.0×10^{12}/L 或伴皮肤出血)*		
	中度及以上内分泌功能障碍(甲状腺功能低下需补充甲状腺素者)		
	电解质紊乱(严重低血钾、低血钠需要紧急处理等)		
	虽单个系统不良反应未达住院标准,但同时合并上述两个或两个以上系统病变		
需要住院进一步鉴别诊断者	肺结核患者合并需住院鉴别诊断的疾病		
结核病手术治疗			

若有,在对应栏内画"√";若无,画"×"。

考核人签字:　　　　　　　　　　　考核时间:＿＿＿＿年＿＿月＿＿日

附件3: 镇江市＿＿＿＿县(区)利福平敏感患者住院诊疗服务项目提供情况

患者姓名:　　　　　　　　　　　　患者登记号:

治疗分类:□初治　　□复治　　　　开始治疗日期:＿＿＿＿年＿＿月＿＿日

1. 住院治疗服务项目提供情况

检查项目	是否*	备注#	抗结核药品	是否*	备注#
血常规			异烟肼		
尿常规			利福平		
肝功能			乙胺丁醇		
肾功能			吡嗪酰胺		

检查项目	是否*	备注#	抗结核药品	是否*	备注#
血糖					
血沉					
乙肝			其他抗结核药(请注明)		
丙肝					
HIV					
心电图					
视力、视野					

注:定点医院开展 HIV 检查项目时,此项为必查项目,否则为非必查项目。

填表说明:

(1) ＊若是,在栏内画"√";若否,画"×"。若使用 FDC,在药品栏内全部画"√",并注明 FDC。

(2) ♯若使用"其他抗结核药",在备注内注明使用原因;其余栏目,在备注内注明未提供原因。

2. 住院诊治服务提供情况评价:(提供上述全部项目的即为"充足",有缺项为"不充足")

考核意见(简要描述):   考核结论:　　　　　住院诊疗:□充足　□不充足

考核人签字:_____　　　　考核时间:_____年____月____日

附件 4： **镇江市利福平耐药患者住院诊疗服务项目提供情况**

姓名：＿＿＿＿＿＿＿　　　　　　利福平耐药患者登记号：＿＿＿＿＿＿＿

耐药快速检测结果：□单耐利福平　□耐多药　　开始治疗日期：＿＿＿年＿＿月＿＿日

1. 住院治疗服务项目提供情况

检查项目	是否*	备注#	抗结核药品	是否*	备注#
涂片			吡嗪酰胺		
培养			卡那霉素/阿米卡星/卷曲霉素		
胸片			氧氟沙星/左氧氟沙星/莫西沙星		
血常规			丙硫异烟胺		
尿常规			环丝氨酸/对氨基水杨酸/乙胺丁醇		
便常规					
肝功能					
肾功能					
血糖					
血沉或 C 反应蛋白					
电解质					
促甲状腺激素					
乙肝					
丙肝					
HIV					
心电图					
腹部 B 超					
听力					
眼底					
视力、视野					

注：定点医院开展 HIV 检查项目时，此项为必查项目，否则为非必查项目。

填表说明：

（1）＊ 若是，在栏内画"√"；若否，画"×"。

（2）# 若未提供诊疗项目，在备注内注明未提供原因。

2. 住院服务提供情况评价：（提供上述全部项目的即为"充足"，有缺项为"不充足"）

考核意见(简要描述)：   考核结论：　　　住院治疗：□充足　□不充足

考核人签字：＿＿＿＿＿　　　　考核时间：＿＿＿＿＿年＿＿月＿＿日

附件5：

镇江市_____县(区)利福平敏感患者门诊诊疗服务项目提供情况

患者姓名：
治疗分类：□初治　□复治

患者登记号：
开始治疗日期：_____年_____月_____日

1. 门诊诊疗服务项目提供情况

诊疗服务项目		可疑者筛查		治疗前		第1月		第2月		第3月		第4月		第5月		第6月		第7月(复治)		第8月(复治)	
		是否*	备注#	是否*	备注#	是否*	备注#	是否*	备注#	是否*	备注#	是否*	备注#	是否*	备注#	是否*	备注#	是否*	备注#	是否*	备注#
检查项目	涂片		—		—		—		—		—		—		—		—		—		—
	胸片		—		—		—		—		—		—		—		—		—		—
	血常规	—																			
	尿常规	—	—																		
	肝功能	—	—																		
	肾功能	—	—																		
	血糖	—																			
	心电图	—			—																
	视力视野	—			—																
药品	异烟肼	—	—		—		—		—		—		—		—		—		—		—
	利福平	—	—		—		—		—		—		—		—		—		—		—
	乙胺丁醇	—	—		—		—		—		—		—		—		—		—		—
	吡嗪酰胺	—	—		—		—		—		—		—		—		—		—		—
	其他抗结核药(请注明)	—	—		—																
随访日期(年/月/日)																					

填表说明：
(1) * 若是，在栏内画"√"；若否，画"×"。
(2) # 若使用FDC，在药品栏内画"√"，并注明FDC。若使用"其他抗结核药"，在备注内注明使用原因；其余栏目，在备注内注明未提供原因。

· 80 ·

2. 门诊服务提供情况评价：（提供上述全部项目的即为"充足"，有缺项为"不充足"）

考核意见（简要描述）：

门诊诊疗：□充足　□不充足

考核结论：

考核人签字：＿＿＿＿＿＿

考核时间：＿＿＿＿年＿＿月＿＿日

附件6:

姓名:_____

耐药快速检测结果:□单耐利福平 □耐多药

利福平耐药患者登记号:_____

开始治疗日期:____年__月__日

镇江市利福平耐药患者门诊诊疗服务项目提供情况

1. 门诊治疗期间服务项目提供情况

诊疗服务项目		注射期 1月			2月			3月			4月			5月			6月			继续期 8月			10月			12月			14月			16月			18月			20月			22月			24月		
		是	否*	备注#	是	否*	备注#	是	否*	备注#	是	否*	备注#	是	否*	备注#	是	否*	备注#	是	否*	备注#	是	否*	备注#	是	否*	备注#	是	否*	备注#	是	否*	备注#	是	否*	备注#	是	否*	备注#	是	否*	备注#	是	否*	备注#
检查项目	涂片																																													
	培养																																													
	胸片																																													
	血常规																																													
	尿常规																																													
	肝功能																																													
	肾功能																																													
	听力																																													
	眼底																																													
	视力视野																																													
药品	吡嗪酰胺																																													
	卡那霉素/阿米卡星/卷曲霉素																																													
	氧氟沙星/左氧氟沙星/莫西沙星																																													
	丙硫异烟胺																																													
	环丝氨酸/对氨基水杨酸/乙胺丁醇																																													
随访日期(年/月/日)																																														

填表说明:

(1) * 若是,在栏内画"√";若否,画"×"。标"—"的空格不需要填写。

（2）#若未提供诊疗项目，在备注内注明未提供原因。

（3）核查规定检查次数时，采取累积计数方式。比如，3月末之前应完成1次胸片检测，若在2月中旬拍片，3月末做，则认为胸片检查已按照规范期限完成，继续期同理。

2. 门诊服务提供情况评价：（提供上述全部项目的即为"充足"，有缺项为"不充足"）

考核意见（简要描述）：

考核结论：

门诊治疗：口充足　口不充足

考核人签字：＿＿＿＿＿＿＿＿

考核时间：＿＿＿＿年＿＿月＿＿日

附件7：　　　　　　　　利福平敏感肺结核诊疗服务考核结果记录

本月入院患者名单	住院治疗是否合理	小结
		本月共登记利福平敏感患者_____例；
		入院患者_____例；住院率为_____％。
		其中合理住院_____例；
		住院合理率为_____％

本月出院患者名单	住院诊疗服务是否充足	小结
		共考核出院患者_____例；
		住院期间诊疗服务充足_____例；
		住院诊疗服务规范率为_____％

本月随访治疗患者名单	门诊诊疗服务是否充足	小结
		共考核门诊患者_____例；
		门诊诊疗服务充足_____例；
		门诊诊疗服务规范率为_____％

考核人签字：_____　　　　　　考核时间：_____年____月____日

附件 8： 利福平耐药肺结核诊疗服务考核结果记录

本月出院患者名单	住院期间诊疗服务是否充足	小结
		共考核出院患者_____例；
		住院期间诊疗服务充足_____例；
		住院诊疗服务规范率为_____％

本月随访治疗患者名单	门诊诊疗服务是否充足	小结
		共考核门诊患者_____例；
		门诊诊疗服务充足_____例；
		门诊诊疗服务规范率为_____％

考核人签字：_____　　　考核时间：_____年____月____日

镇江市中盖项目办《关于规范开展镇江市中盖结核病项目二期相关工作的通知》

各辖市（区）中盖结核病项目办及市三院：

为进一步规范我市中盖结核病项目二期各项工作的开展，确保项目工作的实施质量，根据《中盖结核病项目办公室关于规范开展项目二期结核病预防控制综合模式试点工作的通知》（中疾控办便函〔2014〕126 号）要求，请各辖市（区）项目办及市三院组织完成本级院内肺结核患者报告、转诊、登记和检查方案及利福平敏感/耐药肺结核诊疗服务规范性考核方案，并做好有关的督查工作。现将具体要求通知如下：

一、组织本级定点医院按附件 1 的要求制定院内肺结核患者报告、转诊、登记和检查方案（以下简称"检查方案"），加盖医院公章，于 4 月 15 日前上报市项目办。定点医院从 2014 年 5 月 1 日起按检查方案要求开展工作。

二、组织本级定点医院按附件 2 和附件 3 的指导原则，制定本级利福平敏感/耐药肺结核诊疗服务规范性考核方案（以下简称"考核方案"），加盖卫生行政部门公章，于 4 月 15 日前上报市项目办。定点医院从 2014 年 5 月 1 日起按考核方案要求开展核查工作。

联系人：戴冰、沈经纬，联系电话：84434786。

附件 1：定点医院院内肺结核报告、转诊、登记和检查方案
附件 2：利福平敏感肺结核诊疗服务规范性考核的指导原则
附件 3：利福平耐药肺结核诊疗服务规范性考核的指导原则

镇江市疾病预防控制中心
2014 年 3 月 26 日

抄送：省中盖项目办、市卫生局

附件1：

定点医院院内肺结核患者报告、
转诊、登记和检查方案

为规范结核病定点医院院内报告、转诊和登记工作，提高患者发现水平，特制定本方案，供定点医院内部参照实施和检查评估使用。各地在实施时应根据各院科室设置和工作流程等实际情况，制定适合各院的院内报告、转诊、登记和检查方案。

一、院内各科室职责

1. 非结核门诊：非结核门诊是指除结核科之外的所有门诊科室，包括内科、外科、妇科、儿科和急诊科等。非结核门诊负责报告诊断发现的肺结核患者和疑似患者，并将其转诊或送达结核科。在开具胸部放射线检查和实验室检查申请单时，须注明患者是初诊还是复诊。非结核科医生不能直接开具抗结核药的处方或收治住院，如确实需要，应请结核科医生会诊共同确定。

2. 住院部：负责报告收治或者发现的肺结核患者，并在肺结核患者出院时将其转诊至结核科。对非结核科收治入院的肺结核患者，应及时通知结核科进行补登。

3. 结核科：结核科对接诊和转诊的患者进行诊断，对确诊的活动性肺结核患者进行报告和登记，确定治疗方案开具抗结核药品，将符合住院治疗标准的患者转至结核病房住院治疗，对非结核门诊发现或收治住院的肺结核患者进行会诊。

4. 防保科：负责收集各科室传染病报告卡，进行网络报告，并对各科室工作职责和质量进行检查和考核。

5. 放射科：对发现的肺结核患者和疑似患者进行登记，并报告给首诊医生。

6. 检验科：对送检的痰标本进行涂片检查和/或结核分枝杆菌培养，将结果报告给首诊医生。

二、结核病定点医院院内报告、转诊、登记流程

（一）报告与转诊

1. 非结核门诊：非结核门诊应将发现的肺结核或疑似肺结核患者诊断结果填写至门诊工作日志，填写传染病报告卡并报告给防保科，同时填写3联内部转诊单，1联交由患者携带，1联交结核科，1联留存，内部转诊单样表见表1.1，并将疑似肺结核患者（危急重症患者除外）转诊或指定专人送达结核科，如果患者因各种原因不能到结核科，请在留存的转诊单上注明。

表 1.1　肺结核患者或疑似肺结核患者院内转诊单

肺结核患者或疑似肺结核患者院内转诊单
（一联　交患者）
患者姓名：＿＿＿＿＿＿＿＿＿　性别：＿＿＿　年龄：＿＿＿＿（周岁）
门诊或住院号：＿＿＿＿＿＿＿　联系电话：＿＿＿＿＿＿＿
原因：1. 有可疑肺结核症状；2. 肺结核或疑似肺结核；3. 出院治疗（出院者应附上出院小结）
请您到本院结核科门诊进行专业诊断和治疗
日期：＿＿＿年＿＿＿月＿＿＿日　转诊医生：＿＿＿＿＿＿＿＿
转诊科室：＿＿＿＿＿＿＿＿＿＿＿＿

肺结核患者或疑似肺结核患者院内转诊单
（二联　交结核科）
患者姓名：＿＿＿＿＿＿＿＿＿　性别：＿＿＿　年龄：＿＿＿＿（周岁）
门诊或住院号：＿＿＿＿＿＿＿　联系电话：＿＿＿＿＿＿＿
原因：1. 有可疑肺结核症状；2. 肺结核或疑似肺结核；3. 出院治疗（出院者应附上出院小结）
请您到本院结核科门诊进行专业诊断和治疗
日期：＿＿＿年＿＿＿月＿＿＿日　转诊医生：＿＿＿＿＿＿＿＿
转诊科室：＿＿＿＿＿＿＿＿＿＿＿＿

肺结核患者或疑似肺结核患者院内转诊单
（三联　留存）
患者姓名：＿＿＿＿＿＿＿＿＿　性别：＿＿＿　年龄：＿＿＿＿（周岁）
门诊或住院号：＿＿＿＿＿＿＿　联系电话：＿＿＿＿＿＿＿
原因：1. 有可疑肺结核症状；2. 肺结核或疑似肺结核；3. 出院治疗（出院者应附上出院小结）
请您到本院结核科门诊进行专业诊断和治疗
日期：＿＿＿年＿＿＿月＿＿＿日　转诊医生：＿＿＿＿＿＿＿＿
转诊科室：＿＿＿＿＿＿＿＿＿＿＿＿

---

2. 住院部：因其他疾病住院或需要鉴别诊断住院的患者在确诊肺结核后，填写传染病报告卡，并报告给防保科，同时通知结核科门诊医生在"县（区）级结核病患者登记本"进行登记。所有出院的肺结核患者，出院时病房须复印出院小结（出院小结应有查痰和抗结核药品使用信息）和转诊单（见表 1.1），转诊单 1 联交由患者携带，一联留存，一联和出院小结一并交结核科，指定人员将患者送达结核科进行后续治疗，如果患者因各种原因不能到结核科就诊，请在留存的转诊单上注明。

3. 结核科：结核科对转诊（含院内和院外转诊）的患者进行诊断，及时更新传染病报告信息管理系统（即大疫情网络直报系统）中传染病报告卡信息。将所有确诊的活动性肺结核患者信息录入结核病管理信息系统。

4. 防保科：防保科每天定期收集非结核门诊、住院部等科室的传染病报告卡，并于24 小时内进行网络直报。

5. 放射科：对发现的肺结核患者和疑似患者登记在"肺结核患者和疑似患者胸部放射线检查登记本"（见表 1.2）上，并向首诊医生报告 X 线诊断结果。

表 1.2　肺结核患者和疑似患者胸部放射线检查登记本

序号	摄片日期	胸片号	姓名	性别	年龄	初／复诊*	初步诊断**	备注

＊初／复诊:根据非结核门诊开具的胸部放射线检查申请单填写:1. 初诊　2. 复诊

＊＊初步诊断:1. 活动性肺结核　2. 稳定性肺结核　3. 排除肺结核

6. 检验科:将涂片/培养结果登记在"县(区)级痰涂片检查登记本"和"县(区)级痰培养检查登记本"上,在登记本上注明是初诊检查还是随访检查,并向首诊医生报告检查结果。

(二)登记

1. 结核科:将所有就诊对象信息填写在"初诊患者登记本"上,将确诊肺结核患者填写在"县(区)级结核病患者登记本"上,并判定是否需要住院治疗。需要住院治疗者,转至结核病房住院治疗。

2. 住院部:危急重症患者直接收住院,鉴别诊断确诊的患者、因其他疾病住院后发现的肺结核患者在 1 天内通知结核科门诊医生进行登记。

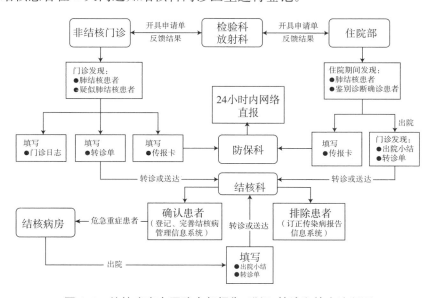

图 1.1　结核病定点医院内部报告、登记、转诊和检查流程图

3. 结核病定点医院院内报告、转诊和登记的检查流程:对结核病定点医院院内报告、转诊和登记的检查可以分为三个步骤,分别为确定资料来源、收集相关信息、核查确定漏报、漏转和漏登(见图1.2)。

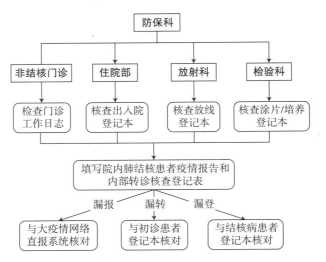

图 1.2　结核病定点医院内部漏报、漏转和漏登的检查流程图

（一）确定检查的资料来源

1. 对于使用医院信息系统（hospital information system，以下简称"HIS"）的医院，防保科应每日通过 HIS，统计汇总非结核门诊、住院部、放射科和检验科登记的肺结核和疑似肺结核患者信息，直接导出或填写至表 1.3 的第 1～5 列。

2. 对于尚未使用 HIS 等信息管理系统的医院，防保科应每日到非结核门诊、住院部、放射科和检验科，现场抄录登记的肺结核和疑似肺结核患者信息，填写至表 1.3 的第 1～5 列。

（二）收集记录各科室肺结核患者和疑似患者的基本信息

1. 非结核门诊：查询 HIS 信息记录或者现场检查工作日志，将肺结核患者和疑似患者相关信息记录在表 1.3 的第 1～5 列。

2. 住院部：查询 HIS 系统，或者现场检查出/住院登记本、询问病房主任或医生是否有新诊断肺结核患者，将新诊断的肺结核患者相关信息记录在表 1.3 的第 1～5 列。

3. 放射科：查询 HIS 系统，或者现场检查"肺结核患者和疑似患者放射线检查登记本"，将初诊且判断为活动性肺结核患者的相关信息记录在表 1.3 的第 1～5 列。

4. 检验科：查询 HIS 系统，或者现场检查"县（区）级痰涂片检查登记本"和"县（区）级痰培养登记本"，将初诊且菌阳肺结核患者的相关信息记录在表 1.3 的第 1～5 列。

（三）核查确定漏报、漏转和漏登

1. 查重：根据表 1.3 的第 1～5 列信息对各科室登记的肺结核和疑似肺结核患者信息进行查重，标记重复数据。

2. 确定漏报：将查重后非结核门诊和住院部登记的肺结核和疑似肺结核患者信息，与核查日期起倒推 1 年内的大疫情报告数据进行核对，确定是否漏报，记录漏报原因。

3. 确定漏转:将查重后非结核门诊、住院部、放射科和检验科登记的肺结核和疑似肺结核患者信息,与结核科初诊登记本核对,确定是否转诊到位,记录未转诊原因。

4. 确定漏登:将查重后确诊的活动性肺结核患者信息,与结核科确诊肺结核患者登记本核对,确定是否漏登,记录漏登原因。

表 1.3　院内肺结核患者疫情报告和内部转诊核查登记表

科室	就诊日期	患者姓名	性别	年龄	是否重复	大疫情报告			结核科初诊登记本			结核科患者登记本			
						是否网报	如是,报告日期	如否,记录原因	是否登记	如是,登记日期	如否,记录原因	是否活动性结核	是否登记	如是,登记日期	如否,记录原因

核查人:_____　　　　　核查日期:_____

说明:

1. 登记的所有肺结核患者和疑似患者均填写到此表,包括结核性胸膜炎。

2. 科室:① 非结核门诊　② 住院部　③ 放射科　④ 检验科

3. 是否重复:根据就诊日期、患者姓名、性别、年龄 4 个内容进行查重

附件 2：

利福平敏感肺结核诊疗服务规范性
考核的指导原则

中盖结核病项目二期结核病预防控制综合模式试点地区的肺结核患者诊疗费用实行单病种定额付费方式进行结算，为了确保利福平敏感患者能够得到符合要求且充足的诊治服务，需要对结核病定点医院提供的肺结核诊疗服务合理性、规范性进行监管与考核，因此国家项目办组织专家制定了本指导原则，各项目地区可依据本地实际情况，参照本指导原则制定适合本地区的考核方案并实施。

一、相关机构及职责

（一）卫生行政部门

卫生行政部门负责组织成立肺结核医疗服务考核监管小组，监管小组应包括卫生行政、医疗保险、财政和民政部门人员，并可授权疾控中心组织结核病防治和临床专家，定期对辖区定点医疗机构的肺结核患者的诊疗服务情况进行考核。

（二）结核病定点医院

认真做好肺结核患者住院病案和门诊病案的撰写和保存，详细填写患者现病史、入院诊断、病程记录、药品使用情况等，并将所有的检查化验单粘贴到病案中，供监管小组考核使用。

二、考核时间与频次

在项目执行期间，每个月进行 1 次考核。

三、考核内容

1. 肺结核患者住院治疗是否合理。
2. 定点医院是否按服务包的要求提供了基本诊疗服务项目。

四、考核方法

1. 肺结核患者住院治疗是否合理：检查当月所有入院时诊断为肺结核患者的住院病案，包括患者现病史、入院诊断、检查/化验单、病程记录等，判定患者住院合理性，并填写 附 2－1"利福平敏感患者住院指征调查表"。

2. 住院诊疗服务项目核查：检查当月所有已出院的患者住院病案，根据服务包判定基本诊疗服务提供是否充足，填写附 2－2"利福平敏感患者住院诊疗服务项目提供情况"。

3.门诊诊疗服务项目核查:检查当月所有完成疗程的患者门诊病案,判定基本诊疗服务提供是否充足,填写附2-3"利福平敏感患者门诊诊疗服务项目提供情况"。

4.考核组成员根据上述结果,填写附2-4"利福平敏感肺结核诊疗服务考核结果记录"。

五、奖惩措施

考核的结果可作为医院与医保部门进行费用结算的依据,也可作为年终对医疗机构奖惩的依据,各地根据自身情况与现行政策自行制定详细的奖惩方案。

附2-1 利福平敏感患者住院指征调查表
附2-2 利福平敏感患者住院诊疗服务项目提供情况
附2-3 利福平敏感患者门诊诊疗服务项目提供情况
附2-4 利福平敏感肺结核诊疗服务考核结果记录

附 2-1： _____地市_____县利福平敏感患者住院指征调查表

患者姓名： 结核病患者登记号： 住院号：

入院日期：_____年___月___日 治疗分类：□初治 □复治

患者住院是否合理：□是 □否(符合以下住院适应证条件之一的患者为住院合理)

入院指征		有/无
较重并发症	中度及以上咯血(100 ml 以上)	
	气胸	
	呼吸衰竭	
	结核性肠梗阻	
较重合并症	糖尿病需要调整胰岛素及糖尿病伴并发症(酮症酸中毒、糖尿病肾病、糖尿病眼病、糖尿病足等)	
	肺内感染(体温 38.5 ℃ 以上,影像学检查有肺部感染的征象)	
	中等程度以上的肝功能损害(ALT 或胆红素大于正常值 3 倍)	
	肾功能不全(肌酐/尿素氮超过正常值 3 倍)	
	心功能不全二级及以上	
	急性脑血管疾病	
结核病情较重	血行播散性结核病	
	结核性脑膜(脑)炎	
	结核性心包炎	
	结核性胸膜炎(需要抽取积液治疗)	
	结核性腹膜炎(需要抽取积液治疗)	
	结核性盆腔炎(需要抽取积液治疗)	
	严重结核中毒症状(体温高于 39 ℃ 或重度营养不良,BMI 小于 18.5)	
	肺内病变 3 个及以上肺野	
抗结核治疗过程中,出现较重不良反应	严重胃肠道反应(呕吐引起胃炎、胃溃疡、呕血)	
	中度及以上肝损害(ALT 或胆红素大于正常值 3 倍)	
	药物过敏(皮疹融合成一片或伴皮肤溃破,伴药物热等)	
	中度及以上肾功能损害(肌酐或尿素氮超过正常值 3 倍)	
	中重度神经、精神系统不良反应(视力或听力障碍或皮肤感觉障碍或伴精神症状等)	
	中度及以上血液系统改变(白细胞小于 $2.0×10^9$/L 或血红蛋白小于 8 g/L 或血小板小于 $5.0×10^{12}$/L 或伴皮肤出血)	

入院指征		有/无
	中度及以上内分泌功能障碍(甲状腺功能低下需补充甲状腺素者)	
	电解质紊乱(严重低血钾、低血钠需要紧急处理等)	
	虽单个系统不良反应未达住院标准,但同时合并上述两个或两个以上系统病变	
需要住院进一步鉴别诊断者	肺结核患者合并需住院鉴别诊断的疾病	
结核病手术治疗		

若有,在对应栏内画"√";若无,画"×"。

考核人签字:　　　　　　考核时间:_____年___月___日

附2-2: _____地市_____县利福平敏感患者住院诊疗服务项目提供情况

患者姓名：　　　　　　　　　　　　　患者登记号：
治疗分类：□初治　　□复治　　　　　开始治疗日期：_____年____月____日

1. 住院治疗服务项目提供情况

检查项目	是否*	备注#	抗结核药品	是否*	备注#
血常规			异烟肼		
尿常规			利福平		
肝功能			乙胺丁醇		
肾功能			吡嗪酰胺		
血糖					
血沉					
乙肝			其他抗结核药（请注明）		
丙肝					
HIV					
心电图					
视力、视野					

注：定点医院开展 HIV 检查项目时，此项为必查项目，否则为非必查项目。

填表说明：

（1）＊若是，在栏内画"√"；若否，画"×"。若使用 FDC，在药品栏内全部划"√"，并注明 FDC。

（2）＃若使用"其他抗结核药"，在备注内注明使用原因；其余栏目，在备注内注明未提供原因。

2. 住院诊治服务提供情况评价：（提供上述全部项目的即为"充足"，有缺项为"不充足"）

考核意见（简要描述）：

考核结论：　　　　住院诊疗：□充足　　□不充足

　　　　　　考核人签字：_____　　　　　　考核时间：_____年____月____日

附2-3: _____ 地市 _____ 县利福平敏感患者门诊诊疗服务项目提供情况

患者姓名：

治疗分类：□初治　□复治

患者登记号：

开始治疗日期：_____年_____月_____日

1. 门诊诊疗服务项目提供情况

诊疗服务项目		治疗前		第1月		第2月		第3月		第4月		第5月		第6月		第7月（复治）		第8月（复治）	
		是否*	备注#	是否*	备注#	是否*	备注#	是否*	备注#	是否*	备注#	是否*	备注#	是否*	备注#	是否*	备注#	是否*	备注#
检查项目	涂片	—	—	—	—	—	—	—	—	—	—	—	—	—	—	—	—	—	—
	胸片	—	—	—	—	—	—	—	—	—	—	—	—	—	—	—	—	—	—
	血常规	—	—	—	—	—	—	—	—	—	—	—	—	—	—	—	—	—	—
	尿常规	—	—	—	—	—	—	—	—	—	—	—	—	—	—	—	—	—	—
	肝功能	—	—	—	—	—	—	—	—	—	—	—	—	—	—	—	—	—	—
	肾功能	—	—	—	—	—	—	—	—	—	—	—	—	—	—	—	—	—	—
	血糖	—	—	—	—	—	—	—	—	—	—	—	—	—	—	—	—	—	—
	心电图	—	—	—	—	—	—	—	—	—	—	—	—	—	—	—	—	—	—
	视力视野	—	—																
药品	异烟肼	—	—	—	—	—	—	—	—	—	—	—	—	—	—	—	—	—	—
	利福平	—	—																
	乙胺丁醇	—	—	—	—	—	—	—	—	—	—	—	—	—	—	—	—	—	—
	吡嗪酰胺	—	—	—	—	—	—	—	—	—	—	—	—	—	—	—	—	—	—
	其他抗结核药（请注明）	—	—																
随访日期（年/月/日）		—	—																

填表说明:

(1) *若是，在栏内画"√"；若否，画"×"。若使用FDC，在药品栏内画"√"，并注明FDC。

(2) #若使用"其他抗结核药"，在备注内注明使用原因；其余栏目，在备注内注明未提供原因。

2. 门诊服务提供情况评价：(提供上述全部项目的即为"充足"，有缺项为"不充足")

考核意见（简要描述）：

考核结论：

门诊诊疗：□充足 □不充足

考核人签字：_____

考核时间：_____年__月__日

附 2－4:　　利福平敏感肺结核诊疗服务考核结果记录

本月入院患者名单	住院治疗是否合理	小结
		本月共登记利福平敏感患者_____例;
		入院患者_____例;住院率为_____%。
		其中合理住院_____例;
		住院合理率为_____%

本月出院患者名单	住院诊疗服务是否充足	小结
		共考核出院患者_____例;
		住院期间诊疗服务充足_____例;
		住院诊疗服务规范率为_____%

本月随访治疗患者名单	门诊诊疗服务是否充足	小结
		共考核门诊患者_____例;
		门诊诊疗服务充足_____例;
		门诊诊疗服务规范率为_____%

考核人签字:_____　　　　考核时间:_____年____月____日

附件3:

利福平耐药肺结核诊疗服务规范性
考核的指导原则

中盖结核病项目二期结核病预防控制综合模式试点地区的肺结核患者诊疗费用实行单病种定额付费方式进行结算,为了确保利福平耐药患者能够得到符合要求且充足的诊治服务,需要对结核病定点医院提供的肺结核诊疗服务合理性、规范性进行监管与考核,因此国家项目办组织专家制定了本指导原则,各项目地区可依据各地实际情况,参照本指导原则制定适合各地区的考核方案并实施。

一、相关机构及职责

(一)卫生行政部门

卫生行政部门负责组织成立肺结核医疗服务考核监管小组,监管小组应包括卫生行政、医疗保险、财政和民政部门人员,并可授权疾控中心组织结核病防治和临床专家,定期对辖区定点医疗机构的肺结核患者的诊疗服务情况进行考核。

(二)耐多药肺结核定点医院

认真做好利福平耐药肺结核患者的住院病案和门诊病案的撰写和保存,详细填写患者现病史,入院诊断,病程记录,药品使用情况等,并将所有的检查化验单粘贴到病案中,供监管小组考核使用。

二、考核时间与频次

在项目执行期间,每个月进行一次考核。

三、考核内容

定点医院对利福平耐药(不包括广泛耐药)肺结核患者是否按服务包要求提供了基本诊疗服务项目。

四、考核方法

1. 检查当月所有已出院的利福平耐药患者住院病案,判定基本诊疗服务提供是否充足,并填写附3-1"利福平耐药患者住院诊疗服务项目提供情况"。

2. 检查当月所有门诊随访治疗患者的门诊病案,判定必要诊疗服务提供是否充足,并填写附3-2"利福平耐药患者门诊诊疗服务项目提供情况"。

3. 考核组成员根据上述结果,填写附3-3"利福平耐药肺结核诊疗服务考核结果记录"。

五、奖惩措施

考核的结果可作为医院与医保部门进行费用结算的依据,也可作为年终对医疗机构奖惩的依据。各地根据自身情况与现行政策自行制定详细的奖惩方案。

附3-1：_____地市利福平耐药患者住院诊疗服务项目提供情况

姓名：_____ 利福平耐药患者登记号：_____

耐药快速检测结果：□单耐利福平 □耐多药 开始治疗日期：____年__月__日

1. 住院治疗服务项目提供情况

检查项目	是否＊	备注♯	抗结核药品	是否＊	备注♯
涂片			吡嗪酰胺		
培养			卡那霉素/阿米卡星/卷曲霉素		
胸片			氧氟沙星/左氧氟沙星/莫西沙星		
血常规			丙硫异烟胺		
尿常规			环丝氨酸/对氨基水杨酸/乙胺丁醇		
大便常规					
肝功能					
肾功能					
血糖					
血沉或C反应蛋白					
电解质					
促甲状腺激素					
乙肝					
丙肝					
HIV					
心电图					
腹部B超					
听力					
眼底					
视力、视野					

注：定点医院开展HIV检查项目时，此项为必查项目，否则为非必查项目。

填表说明：

（1）＊ 若是，在栏内画"√"；若否，画"×"。

（2）♯ 若未提供诊疗项目，在备注内注明未提供原因。

2. 住院服务提供情况评价：（提供上述全部项目的即为"充足"，有缺项为"不充足"）

考核意见（简要描述）：
考核结论： 住院治疗：□充足 □不充足

考核人签字：_____ 考核时间：_____年____月____日

附3-2:

____地市利福平耐药患者门诊诊疗服务项目提供情况

姓名:____

耐药快速检测结果:□单耐利福平　□耐多药

利福平耐药患者登记号:____

开始治疗日期:____年__月__日

1. 门诊治疗期间服务项目提供情况

诊疗服务项目		注射期							继续期							
		1月 是否*/备注#	2月 是否*/备注#	3月 是否*/备注#	4月 是否*/备注#	5月 是否*/备注#	6月 是否*/备注#	8月 是否*/备注#	10月 是否*/备注#	12月 是否*/备注#	14月 是否*/备注#	16月 是否*/备注#	18月 是否*/备注#	20月 是否*/备注#	22月 是否*/备注#	24月 是否*/备注#
检查项目	涂片															
	培养															
	胸片															
	血常规															
	尿常规															
	肝功能															
	肾功能															
	听力		—	—	—	—	—	—	—	—	—	—	—	—	—	—
	眼底		—	—	—	—	—	—	—	—	—	—	—	—	—	—
	视力视野		—	—	—	—	—	—	—	—	—	—	—	—	—	—
药品	吡嗪酰胺															
	卡那霉素/阿米卡星/卷曲霉素					—	—	—	—	—	—	—	—	—	—	—
	氧氟沙星/左氧氟沙星/莫西沙星															
	丙硫异烟胺															
	环丝氨酸/对氨基水杨酸/乙胺丁醇															
随访日期(年/月/日)																

填表说明:

(1) * 若是,在栏内画"√";若否,画"×"。标"—"的空格不需要填写。

（2）＃若未提供诊疗项目，在备注内注明未提供原因。

（3）核查规定检查次数时，采取累积计数方式，比如，3月末之前应完成1次胸片检测，若在2月中旬拍片，3月末未做，则认为胸片检查已按照规范完成。继续期同理。

2. 门诊服务提供情况评价：（提供上述全部项目的即为"充足"，有缺项为"不充足"）

考核意见（简要描述）：

考核结论：　门诊治疗：□充足　□不充足

考核人签字：_____　　考核时间：_____年___月___日

附 3－3： 利福平耐药肺结核诊疗服务考核结果记录

本月出院患者名单	住院期间诊疗服务是否充足	小结
		共考核出院患者_____例；
		住院期间诊疗服务充足_____例；
		住院诊疗服务规范率为_____％

本月随访治疗患者名单	门诊诊疗服务是否充足	小结
		共考核门诊患者_____例；
		门诊诊疗服务充足_____例；
		门诊诊疗服务规范率为_____％

考核人签字：_____　　　考核时间：_____年____月____日

镇江市第三人民医院《关于成立病原学阴性肺结核病诊断小组及制订相应工作制度的通知》

各部门、科室:

由于我市肺结核患者中约 70％为病原学阴性,其临床表现缺乏特异性,影像学也难与肺部其他病原体感染及肺部肿瘤等疾病的鉴别。为进一步做好肺结核病的诊断治疗工作,结合中盖基金管理要求,建立规范化诊断标准及流程,提高病原学阴性肺结核诊断水平,现结合工作实际,成立病原学阴性结核病诊断小组,并制订相应规范流程,予以公布,遵照执行。

附件 1:病原学阴性结核病诊断小组
附件 2:病原学阴性结核病诊断工作制度

镇江市第三人民医院中盖基金项目办公室
2015 年 4 月 23 日

抄送:市卫计委、疾控处、市疾病预防与控制中心、各定点医疗机构

病原学阴性结核病诊断小组

组　长:潘洪秋

副组长:陈永忠

组　员:周春兰　贡献华　陶俊　龚玉华　毛金忠　吴锦平

病原学阴性结核病诊断工作制度

一、成立医院病原学阴性肺结核诊断专家组;专家组由结核科、放射科、CT室、检验科等多学科专家共同组成,由结核科正副主任担任正副组长,负责专家组会议的召集;定期开展专家组的学习和培训;专家组至少每周召开一次会议,必要时可临时召集。

二、建立病原学阴性肺结核的多学科讨论制度(MDT),一般每周一上午专家组对近一周内收治的疑似病原学阴性的肺结核患者进行讨论,每次讨论由组长或者副组长主持。

三、专家组讨论流程有三位成员参加,其中至少有一位影像科医生参与:由责任医师介绍患者基本情况,专家组根据患者诊疗情况,按照病原学阴性患者诊断标准讨论,并详细记录每个病例的讨论过程和结论。

四、专家组诊治流程

(1)严格审查患者病原学检查的数量、流程和结果,包括痰标本质量;

(2)严格掌握病原学阴性肺结核的临床诊断标准;

(3)专家组通过讨论对于暂时不能确诊而疑似炎症的患者,进行抗感染治疗(一般2周)进一步确诊,抗感染治疗不应选择喹诺酮类、氨基糖苷类等具有明显抗结核作用的药品。待抗感染治疗疗程结束后,进行胸部影像学复查,结合其他检查指标,抗感染效果好,病灶吸收好转,则排除肺结核。如抗感染治疗后,患者肺部病灶未完全吸收,则进一步完善血清肿瘤标志物、病理、真菌试验等检查,排除肺部肿瘤、真菌感染等其他疾病可能。仍怀疑患有活动性肺结核的患者可进行诊断性抗结核治疗。

(4)对于行诊断性抗结核治疗的患者,进行两个月的随访观察,至少一月一次,了解患者影像学变化,痰涂片及痰培养情况。如患者临床症状减轻,两月末复查影像学显示肺部病灶有所吸收,则可临床诊断为涂阴肺结核,继续治疗。

(5)如随访发现患者症状加重,两月末影像学检查提示肺部病灶无变化或明显增大,及时联系专家组讨论分析,进一步进行相关检查,考虑肿瘤、真菌感染、NTM等可能,尽早修正诊断。

句容市疾控中心
《关于进一步加强结核病防治工作奖励的通知》

各(中心)卫生院、社区卫生服务中心,市直(驻句)医疗卫生单位:

为进一步贯彻落实《句容市"十二五"结核病防治规划》,全面完成结核病防制工作,根据市卫生局相关文件要求,现决定进一步提高结核病防治工作奖励力度。具体办法如下:

一、奖励与发放办法

1. 患者发现与转诊奖励

标准:发现并转诊到位一例涂阴结核病患者奖励 20 元,发现并转诊到位一例涂阳结核病患者奖励 100 元。

对象:辖区内承担结核病可疑患者发现、转诊工作的医疗单位内临床医生及检验人员。

说明:以合格转诊到位后确诊的患者人数计算奖励,不合格转诊的不予奖励。合格转诊到位指患者在网络报告后两周内携转诊单、三份合格痰标本及影像学等相关检查报告单到定点医院结核病门诊就诊。

2. 患者治疗管理奖励

标准:规范全程治疗一例涂阴肺结核患者完成疗程奖励 100 元,规范治愈一例涂阳肺结核患者奖励 120 元。

对象:定点医院参与肺结核患者治疗的临床、检验、影像、信息管理等相关人员。

说明:规范全程治疗的要求包括患者实际完成全部疗程,有完整的病案及台账资料并同步完善了专病信息系统的录入。奖励根据专病系统及病案等台账资料进行计算。

3. 患者镇级督导管理奖励

标准:规范督导一例涂阴肺结核患者完成疗程奖励 50 元,规范督导一例涂阳肺结核患者治愈奖励 60 元。

对象:负责肺结核患者镇级督导的医务人员。

说明:督导过程中发现患者因不良反应、不配合治疗等原因未完成全部疗程的奖励费减半。若发现患者治疗过程中随访痰未及时送检的,一人次扣除奖励费 10 元。县级随访督导中发现乡级或村级督导落实不到位的,一人次扣除奖励费 10 元。治疗结束后患者健康手册未回收,或健康手册填写不规范的,发现一例扣除奖励费 20 元。

4. 涂阳密切接触者筛查奖励

标准:完成一例涂阳密切接触者症状筛查奖励 2 元,完成一例涂阳密切接触者实验室筛查奖励 5 元。筛查中发现肺结核患者并纳入治疗的按照患者发现奖励标准进一步奖励。

对象:承担涂阳患者密切接触者筛查的医务人员及实验室人员。

说明:奖励以涂阳密切接触者筛查登记本记录为准,实验室检查要有检查单作为依据。

5. 耐多药患者发现

标准:对可疑耐多药患者的痰标本进行培养,培养阳性每例奖励 30 元,经药敏实验确诊为耐多药患者每例奖励 200 元。

对象:从事可疑耐多药患者发现、培养工作的相关人员。

说明:定点医院要负责对所有可疑耐多药患者开展痰培养,发现漏培一例扣除 20 元。可疑耐多药患者要进行网络推送,并将阳性菌株及时送至镇江三院开展药敏实验。奖励根据培养登记本及专病网络进行核算。

6. 乡镇痰检工作奖励

标准:制作合格痰涂片每张奖励 2 元,发现一例涂阳患者奖励 200 元。

对象:乡镇痰检点检验人员。

说明:奖励根据实验室登记本和保存的涂片进行核算。痰涂片质量由疾控中心组织考核,发现涂片质量不合格扣除当季度奖励。

7. 结核病防治管理年度工作奖励

标准:一等奖 2 000 元,二等奖 1 000 元,三等奖 500 元。

对象:辖区内承担结核病防治工作的相关单位管理人员。

说明:年终疾控中心组织对全市医疗单位结核病防治工作的考评,按照年度结核病防治指标完成情况,年度工作质量进行排名。设一等奖 1 名,二等奖 2 名,三等奖 3 名。

二、奖励兑现办法

1. 本奖励办法由疾控中心组织实施,按季度进行兑现,其经费来源由市疾控中心负责。原国家和省市规定的肺结核病防治激励政策,以及纳入基本公共卫生服务项目的补助方式与标准按原口径执行。

2. 疾控中心职能科室要加强结核病防治工作的督促和检查,并组织必要的质量考核,完善必要的流程,对有关责任人进行必要的培训。

3. 奖励按单位进行核算,由相关管理人员根据奖励对象工作职责制定分配方案提交疾控中心后发放至相关工作人员。

4. 建立并落实专病奖励机制是在新形势下调动工作积极性,更好地推动防病工作的一种尝试。各有关单位应正确引导、有效落实,切实发挥奖惩措施的积极作用,进一步促进结核病防治关键指标、薄弱指标的落实和提升。

2013 年 5 月 6 日

抄送:市卫生局

丹阳市卫生局《关于做好 2013 年结核病麻风病防治工作的通知》

各医疗卫生单位：

为全面完成省、镇江市下达的结核病、麻风病防治任务，切实做好中盖结核病项目和省麻风病监测点工作，现就今年我市结核病、麻风病防治工作要求明确如下：

一、明确目标任务

1. 定点医院(人民医院)登记并治管活动性肺结核 535 例，其中新涂阳肺结核不少于 25％；新涂阳肺结核治愈率 85％以上，涂阴肺结核完成治疗率 90％以上；完成中盖项目新技术的应用与验证。转诊麻风疑似病例 4 例以上。

2. 卫生院(社区卫生服务中心)完成结核病发现、转诊和社区推荐任务，病例报告率、转诊率 100％，转诊到位率 80％以上；肺结核和耐多药肺结核治管率 100％，规则治疗率 95％，访视率 100％；"中盖结核病项目"新型治管工具使用达到规定要求；做好药品不良反应报告和涂阳患者治疗效果随访检查；转诊麻风疑似病例 1 例以上；珥陵、吕城、导墅、陵口、二院痰检人数不低于网报人数。

3. 中医院及其他医疗机构要完成结核病人发现和转诊任务，病例报告率、转诊率 100％，转诊到位率 80％以上。转诊麻风疑似病例 4 例以上。

4. 疾控中心对医疗机构每 2 个月督导 1 次，对结核病人全疗程访视 2 次以上，完成中盖结核病项目的技术指导和国家科技重大专项的组织实施。报告麻风疑似病例 4 例以上。

二、抓好工作落实

1. 围绕绩效考核，抓好病人的发现与治管

各单位要对照任务指标和考核细则(见附件 1～附件 3)，做好任务指标分解，每月进行一次进度自查，针对薄弱环节，及时组织整改，确保任务指标按序时进度完成，自检月报表在次月 5 日前报市疾控中心结防科。

在结核病防治上，市人民医院作为我市唯一的结核病定点医院，要进一步加强院内结核病归口诊治，严格按照结核病防治指南、诊疗规范和临床路径，做好其他医疗机构转诊病人的接诊工作，落实好国家免费查治政策，确保全年发现与治管任务如期完成。卫生院(社区卫生服务中心)及其他医疗机构要切实提高摄片质量和阅片水平，发现疑似病例及时转诊，努力提高转诊到位率，认真做好社区可疑者推荐，减少病人流失，并做好辖区内结核病人督导服药，妥善处理药物不良反应，加强与病人沟通，提高病人治疗的依从性。

在麻风病防治上,各单位要按照麻风病监测方案,做好麻风疑似病例报病转诊工作,综合医院不少于4例,卫生院(社区卫生服务中心)不少于1例,报病转诊实施"月报告、零报告"制度。

2. 实施中盖项目,建立结核病综合防控新模式

中盖结核病项目是中国国家卫生健康委员会与美国盖茨基金会开展国际合作项目,旨在通过"三新一加强"(即验证应用诊断新技术、治管新工具、筹资新方式和加强定点医院能力建设),提高结核病人发现率和治愈率,从而建立新型结核病预防控制模式,供全国其他地区借鉴。该项目要求高,管理严。市人民医院要全面做好新技术验证应用,为每一位确诊病人提供电子药盒等新型治管工具。卫生院(社区卫生服务中心)要重点加强病人访视,督促指导病人及其家属正确使用电子药盒和手机短信,确保达到中盖项目规定要求。

3. 依托重大专项,培植结核病防治工作新亮点

2013年,我市将实施国家科技重大专项"结核分枝杆菌感染流行病学调查和队列研究""结核病流行与干预模式研究",并继续开展"江苏省重大传染病综合防治示范区"工作。各单位要根据项目工作的要求,精心组织,认真实施,不断总结,培植我市结核病防治工作的新亮点。疾控中心要做好项目运作的技术指导。导墅卫生院要结合基本公共卫生服务项目,重点开展好结核感染流调和干预模式研究项目,组建流调工作队和随访工作组,做好人口信息核查,加强宣传发动,高质量完成基线调查和随访观察。

4. 加强宣传培训,做好资料的收集、建档工作

一是结核病免费公告和麻风病宣传画要覆盖到相关职能科室和卫生室(社区卫生服务站),编印含结核病、麻风病防治知识的社区入户资料;二是要对放射(含CT室)、呼吸、感染、痰检等科室人员及乡村医生组织开展结核病防治工作要求培训,对皮肤、神经、风湿、中医等科室人员及乡村医生组织开展麻风病防治工作要求培训;三是对照建档目录(附件4),做好相关资料收集、整理、归档工作。

附件:

1. **2013年各医疗机构结核病、麻风病防治工作任务指标**
2. **卫生院(社区卫生服务中心)结核病麻风病防治考核细则**
3. **人民医院、中医院结核病麻风病防治考核细则**
4. **丹阳市医疗机构结核病麻风病防治工作建档目录**

丹阳市卫生局
2013年4月9日

附件1:

2013年各医疗机构结核病、麻风病防治工作任务指标

单位	人口数	肺结核发现(例)	疑似结核转诊(例)	社区可疑者推荐(例)	麻风病疑似病例转诊到位(例)	其他任务指标
司徒	51430	43	59	89	1	1. 疑似结核病例报告率、转诊率100%
延陵	66146	42	66	100	1	2. 转诊到位率80%以上
珥陵	51620	35	51	80	1	3. 肺结核和耐多药肺结核治管率100%
导墅	50648	35	51	80	1	4. 肺结核规则治疗率95%
皇塘	51672	32	45	80	1	5. 访视率100%
吕城	51409	33	51	80	1	6. 做好药品不良反应报告和涂阳患者治疗效果随访检查
陵口	44446	28	45	60	1	7. "中盖项目"新型治管工具使用达到规定要求
访仙	51653	35	52	80	1	8. 珥陵、吕城、导墅、陵口、二院二痰检人数不低于网报转诊人数
界牌	22090	20	30	55	1	
新桥	22784	15	23	40	1	
后巷	31141	25	45	50	1	
坤城	23315	16	23	40	1	
胡桥	15781	8	16	25	1	
横塘	33450	20	33	50	1	
荆林	27513	21	30	45	1	
练湖	19549	11	20	33	1	
云阳	139392	87	89	150	4	
二院	58836	39	56	80	4	
中医院	—	35	70	—	4	结核报告率、转诊率100%,转诊到位率80%以上
人民医院	—	535(登记定诊)	—	—	—	1. 新涂阳肺结核不少于25%,涂阴痰培率100% 2. 新涂阳肺结核治愈率85%以上,涂阴肺结核完成治疗率90%以上 3. 病案与专报一致性、及时性、完整性达标 4. 免费药品使用覆盖率100% 5. 中盖项目新技术的应用与验证
疾控中心	—	—	—	—	4	医疗机构督导、病人访视率达标

注:1. 病人发现任务数依据辖区人口数及近五年平均病人数确定;2. 人民医院、中医院发现的病人于年底按住址纳入各镇区病人发现数计。

附件2:

卫生院(社区卫生服务中心)结核病麻风病防治考核细则

项目/分值	内　　容	分值	考核要点	得分
病人发现(40分)	1. 完成活动性肺结核发现任务	10	发现率每下降10%扣1分	
	2. 完成结核病和麻风病转诊任务	12	结核病转诊人数,转诊到位率每下降10%扣1分,麻风病转诊任务未完成扣2分	
	3. 发现肺结核或疑似肺结核(含胸片异常者)报告率100%,转诊率100%	2	通过现场督导获得,报告率、转诊率每下降10%扣0.5分	
	4. 结核病自检月报表、麻风疑似病例月报表,结核病二联转诊单填写规范,及时寄送	5	月报表、二联单填写不规范或寄送不及时有1项扣1分	
	5. 珥陵、皇塘、陵口、吕城、导墅、陵口二院等检点结合社区推荐做好可疑者痰检初筛,初筛三份痰检率90%以上,涂片制作规范	3	初诊查痰人数不低于本单位网报人数,每下降10%扣0.5分,其他非单位取痰检点的平均得分	
	4. 完成社区推荐任务。社区卫生服务站发现肺结核可疑症状者推荐到社区卫生服务中心的人数达辖区总人口0.3%以上,社区推荐登记本、转诊单填写规范	5	社区推荐到位数每下降10%扣1分,登记不规范有一站次扣0.5分。	
	5. 对网报未转诊或转诊到位中途失访者的开展追访,追访到位率≥90%	3	到位率每下降10%扣0.5分	
病人治管(50分)	1. 根据市治管通知,3日内对对象落实督化疗	5	未治管有1例扣2分	
	2. 对每位治管病人全疗程至少访视4次(强化期,巩固期各2次),在乡镇管理登记本和治管卡做好记录	5	访视频次不够的有1例扣1分,不按要求访视有1例扣0.5分	
	3. 督促病人按时复查痰菌、胸片等,及时报告并处理药物不良反应,做好涂阳患者治疗效果随访检查;病人基本情况要及时录入社区工作日志,每个月至少记录一次治疗督导管理情况	15	未按要求复查有1例扣1分,未按要求报告药物反应、开展涂阳随访检查有1例扣0.5分;社区日志记录不全有1例扣0.5分;发生严重药用安全责任事故不得分	
	4. 省、镇江市每季度督导或电话随访病人符合要求	5	发现明显问题不得分,其他问题酌情扣分	

项目/分值	内　　容	分值	考核要点	得分
	5.按要求实施"中盖"结核病项目,确保电子药盒、手机短信等新技术、新工具的使用符合项目管理的要求	20	有1例不合要求扣2分	
宣传培训与资料管理（10分）	1.肺结核病、麻风病早知道"宣传画张贴上墙（包括社区卫生服务站）、职能科室结核病、麻风病工作流程张贴上墙。社区入户资料有结核病、麻风病防治内容	3	有1项未落实扣1分	
	2.开展结核病、麻风病防治培训,有培训记录、签到、照片。社区医生参加上级结核病培训后要在社区工作日志做好记录	2	无培训资料不得分,培训对象不合要求扣0.5分,未按要求开展有一项次扣1分	
	3.省统编登记本（5本、含查痰点痰检本）、转诊单、社区工作日志、麻风病人健康手册（治管卡）等记录规范	3	记录不规范有一项次扣0.5分	
	4.麻风病监测点台账资料	2	不按要求收集、整理,有一项次扣1分	

注：1. 本表同时用于绩效考核,绩效考核得分=本考核得分*6/100;

　　2. 根据2013年城区单位绩效考核细则,市第二人民医院、云阳人民医院参照本标准考核。

附件3:

人民医院、中医院结核病麻风病防治绩效考核细则

单位	工作要求	标准分	评分标准
人民医院（25分）	1. 落实免费查治政策,做好其他医疗机构转诊病人的接诊工作和涂阳密切接触者筛查,结核病人HIV检测工作,全年发现活动性肺结核535例,其中新涂阳肺结核188例	6	未完成发现任务不得分,未按要求开展有一项扣4分
	2. 执行结核病防治指南和诊疗规范,临床路径,与病人签定免费治疗协议,下达治管卡,下达治管通知,安排病人到所在镇（区）接受基层医务人员督导依从性,提高病人治疗依从性,确保涂阳肺结核治愈率85%以上,涂阴肺结核完成治疗率90%以上	4	涂阴治愈率和涂阴完成治疗率不达标不得分,未按要求开展有一项扣4分
	3. 实施中盖结核病项目,推广应用新的诊断技术和治管工具,落实新的医保农保政策,相关工作达到规定要求	3	有一项不符合要求扣3分
	4. 实验室管理规范,痰检查登记完善,痰检病人数培率100%	3	疫情率每下降5%扣1分,登记不规范扣4分
	5. 结核病初诊登记,病人登记,专用病历和专报系统信息一致,及时,完整	3	上级督导发现影响绩效考核的明显问题不得分,本级督导发现问题有一次扣2分
	6. FDC免费药品使用覆盖率100%	2	覆盖率每下降5%扣2分
	7. 完成活动性肺结核转诊任务（4例/年）,完善麻风病监测点资料	2	少完成一例扣2分,资料不完善扣2分
	8. 结核免费公告,麻风病宣传画要于门诊醒目处张贴上墙	1	未按要求开展有一项扣2分
	9. 开展结核病,麻风病防治工作培训,有培训记录,签到	1	未按要求开展有一项扣2分
中医院（20分）	1. 完成活动性肺结核发现任务（35例）	6	发现率每下降5%扣2分
	2. 完成疑似肺结核任务（70例）。疑似肺结核网报率100%,转诊率100%,转诊到位率不低于80%。二联转诊单寄送及时,转诊与网报时间一致	5	网报率,转诊率及转诊到位率每下降5%扣1分,未按要求开展有一项扣1分
	3. 省统编结核病登记本（可疑者筛查,影像,网报转诊）记录规范,完善	2	有一项扣1分
	4. 完成麻风病转诊任务（4例/年）,建立麻风病监测点资料	3	少完成一例扣0.5分,资料不完善扣1分
	5. 结核免费公告,麻风病宣传画要于门诊醒目处张贴上墙	2	未按要求开展有一项次扣0.5分
	6. 开展结核病,麻风病防治工作培训,有培训记录,签到	2	未按要求开展有一项次扣0.5分

注:2013年《丹阳市城区医疗卫生事业单位绩效考核细则》中人民医院结核病麻风病防治分值为25分,中医院结核病麻风病防治分值为20分。

附件4 丹阳市医疗机构结核病麻风病防治工作建档目录

一、结核病防治

1. 年度结防工作计划、总结
2. 上级文件、简报等
3. 结防组织网络
4. 结防工作职责、制度、考核细则或办法
5. 培训签到表、培训材料
6. 社区入户结防宣传资料
7. 报病奖发放表、督导管理发放表
8. 自检月报表、痰检月报表
9. 社区推荐汇总表
10. 涂阳治疗监测表、治疗效果监测表
11. 药品不良反应报告卡
12. 治疗管理通知单

二、麻风病防治

1. 年度麻防工作计划、总结（可与结防合并）
2. 上级文件
3. 麻防网络与责任医生
4. 培训签到表、培训资料
5. 流程图、《麻风病早知道》宣传画（张贴上墙，要有照片）
6. AFB疑似病例登记表
7. AFB疑似病例月报表

丹阳市卫生局关于印发《2014年度丹阳市城区医疗卫生事业单位绩效考核细则》的通知

各城区医疗卫生单位：

现将《2014年度丹阳市城区医疗卫生事业单位绩效考核细则》印发给你们，请结合工作实际，强化责任，研究具体措施，抓好贯彻落实，确保全面完成年度各项卫生工作目标任务。

丹阳市卫生局

2014年5月28日

2014年度城区医疗卫生事业单位绩效考核细则

（常规部分）

考核项目	考核内容	考核细则	标准（分）	评分标准	得分（分）
公卫人民医院	结麻防（24分）	1. 按照中盖结核病项目要求，落实肺结核新医保报销政策，发放营养交通补助，做好患者诊疗项目每月自查考核；开展涂阴患者痰培养，做好LED诊断、手机管理等新技术应用；中盖月报及时，资料登记规范	10	肺结核医保报销政策未落实不得分，有一项未开展扣5分，其他有一项未按要求开展扣2分	
		2. 完成镇江市下达的活动性肺结核发现与治管任务（485例），其中新涂阳肺结核占比≥25%；完成麻风疑似病例报病转诊任务（4例/年），不发生麻风病例诊断延误	5	新涂阳占比每下降1%扣0.5分；发生麻风病例诊断延误扣2分，少完成一例扣0.5分	
		3. 做好转归判定，上一年涂阳患者治愈率85%以上，涂阴患者完成治疗率90%以上	2	未达标不得分，未按要求判定转归扣2分	
		4. 做好其他医疗机构转诊结核病人的接诊工作和涂阳密切接触者筛查、结核病人HIV检测工作，加强院内结核病诊疗归口管理，落实免费检查政策，减少病人流失	3	未按要求开展有一项扣1分；上级督导发现影响绩效考核的明显问题有一次扣2分，本级督导发现问题有一次扣0.5分	

考核项目	考核内容	考核细则	标准（分）	评分标准	得分（分）
公卫人民医院	结麻防（24分）	5. 与病人签订治疗协议，做好患者随访检查，执行临床路径，控制住院占比，提供免费药品，提高患者治疗依从性。结核病初诊登记、病人登记、专用病历和专报系统信息一致、及时、完整，系统管理率等指标达到规定要求	3	未按要求开展有一项扣1分；上级督导发现影响绩效考核的明显问题有一次扣2分，本级督导发现问题有一次扣0.5分	
		6. 按照国家重大专项的要求，建立并完善结核病专项档案登记表	1	未建档不得分，率每下降5%扣0.5分	
	血地寄防（6分）	1. "三热"病人疟疾血检常年开展，四个合格率达到省规定要求，登记完整	3	合格率每下降1%扣0.2分	
		2. 疟疾病例诊断、报告及时，不发生因诊治延误出现恶性疟死亡等责任事件	1	发生延误诊断或死亡病例不得分，有一项未开展或未达标扣0.5分	
		3. 开展消除疟疾技能培训和急性血吸虫病诊疗技术培训	1	未按要求开展有一项扣0.5分	
		4. 规范晚期血吸虫患者救助治疗，每年诊断新晚血患者不超过5例	1	超过1例扣0.5分	
	食源性疾病主动监测（3分）	1. 开展哨点医院监测，全年监测病例≥250例，阳性率≥5%	3	病例信息收集不完整扣1分，阳性率每下降1%扣0.5分	
		2. 开展疑似食源性异常病例/异常健康事件报告		每确诊1例加0.5分	
	信息化（2分）	急救车救护系统建设	1	完善急救车救护系统建设，实现和医院、区域平台信息的对接	
		远程医疗系统建设	1	通过区卫平台，加强远程医疗系统建设，提高基层诊断水平，提升服务质量	

利福平耐药肺结核患者治疗管理本

（供督导人员使用）

姓名：_____ 性别：_____ 出生年月：_____

详细住址：_____

登记号：_____ 患者联系电话：_____

地(市)级定点医院医生姓名：_____ 联系电话：_____

诊断情况：□单耐利福平 □耐多药 □广泛耐药

初始治疗方案：

开始治疗日期_____年____月____日 停止治疗日期_____年____月____日

患者每次前往地市级定点医疗机构就诊时应携带此本！

利福平耐药肺结核患者治疗管理本（封内）

利福平耐药肺结核患者督导访视记录表

日期	级别*	督导访视结果（患者按要求服药情况、剩余药片数量、不良反应情况,等）	患者签名	访视人员签名	备注

注:级别可填写"地市级""县区级""乡镇级""村级"。

利福平耐药肺结核患者随访记录表

预约日期	预约原因	就诊日期	取药量	备注

　　注:由地市级定点医疗机构医生在患者前来就诊时填写本次就诊日期和取药量,并填写下一次预约时间与原因;

　　预约原因可填写"取药""查痰"等原因。

利福平耐药肺结核患者第_____月服药卡

_____省_____市

起止时间:20_____年____月____日至20_____年____月____日(治疗月序:_____)

姓名		年龄		利福平耐药肺结核 患者登记号		地址	

治疗方案	(1) 6H Z Km (Cm,Am)Lfx(Mfx)Pto Cs(PAS)/18H Z Lfx(Mfx)Pto Cs(PAS,E) (2) 6 Z Km(Cm ,Am)Lfx(Mfx)Pto Cs(PAS,E)/18 Z Lfx(Mfx)Pto Cs(PAS,E) (3) 12 Z Cm(Am) Mfx Cs (PAS) Pto Clr Amx/Clv /18 Z Mfx Pto Cs(PAS) Clr Amx/Clv (4) 其他,请注明:

当月服药第几天*	药物											不良反应症状及处理方法	服药人签字	督导人员签字
	Z	Lfx	Mfx	Am	Cm	Pto	PAS	E	Cs					

填写说明:

1. 治疗方案:指治疗当月的实际治疗方案。

2. *按实际治疗月序填写,即从患者首次实际服药第一天开始填写第一行。

记录标记:　　　O = 直接观察服药　　　N = 没有监督服药　　　× = 没有服药

3. H:异烟肼　Z:吡嗪酰胺　Km:卡那霉素　Cm:卷曲霉素　Am:阿米卡星

Lfx:左氧氟沙星　Mfx:莫西沙星　Pto:丙硫异烟胺　Cs:环丝氨酸　E:乙胺丁醇

PAS:对氨基水杨酸　Clr:克拉霉素　Amx/Clv:阿莫西林/克拉维酸

122

乡(镇)利福平耐药肺结核患者管理登记卡

编号:_____　　姓名:_____　　性别_____　　年龄_____

联系电话:_____　　现住址:_____

诊断情况:□单耐利福平　　□耐多药　　□广泛耐药

开始治疗日期_____年____月____日　　　　停止治疗日期_____年____月____日

访视记录:

月　　序	访视日期	访视记录	备　　注

填写说明:

1. 此卡用于填写利福平耐药肺结核患者的相关信息,每名患者填写一张卡片,患者的基本信息来源于"利福平耐药肺结核患者治疗管理本"。

2. 现住址:农村患者要注明至乡、村组和门牌号,城区患者要注明至街道和门牌号。

3. 诊断情况:在对应的方框内打勾。

4. 访视记录:将每次患者访视的情况简要记录。

利福平耐药肺结核患者落实治疗管理反馈单

姓名：_____   性别：_____   年龄：_____

利福平耐药肺结核患者登记号：_____

出院后落实治疗日期：20_____年_____月_____日

督导治疗点（在相应编号上画圈并填写单位全称）：

A   地（市）结防机构（名称_____）

B   县结防机构（名称_____）

C   社区卫生服务中心（名称_____）

D   乡镇卫生院（名称_____）

E   村卫生室/社区卫生服务站（名称_____）

F   其他（名称_____）

督导员姓名：_____

联系电话：_____

填报单位：_____

填报日期：20_____年_____月_____日

江苏省疾控中心《关于为县级结核病实验室配备分子生物学检测设备的报告》

省卫生计生委：

根据《国家卫生计生委办公厅关于开展结核病分级诊疗和综合防治服务模式试点工作的通知》(国卫办疾控函〔2016〕672 号)和《省卫生计生委关于建立分级诊疗综合防治服务模式进一步加强结核病防治工作的通知》(苏卫疾控〔2016〕10 号)要求，须为全省县级结核病实验室配备分子生物学检测设备。目前我省县级结核病实验室 67 家，2012—2014 年期间通过全球基金和省级专项资金已为 23 家县级实验室配备了 GeneXpert 和国产 LAMP 等仪器，另外 44 个县级结核病实验室尚无结核病分子生物学诊断仪器。

目前已获得 WHO 推荐和国家相关部门批准上市的结核病分子生物学仪器有 HAIN、LAMP 和 GeneXpert 和基因芯片等，这些仪器中 HAIN、GeneXpert 和基因芯片的仪器售价均在 40 万元左右，试剂价格每人份 200～400 元；国产的 LAMP 仪器售价在 13 万元左右，试剂价格每人份 100 元左右。

通过对以上各类仪器的比较，我们拟为 44 个县级结核病实验室配备国产的 LAMP 仪器，既能满足将来的工作需要，投入也最少，总预算约 580 万元。这部分资金拟从我省结核病专项和中央补助地方的公共卫生专项资金历年结余的经费中支出，根据财政部、卫生计生委对中央补助地方公共卫生专项资金使用规定，我中心可以对结余经费的用途适当进行调整，为各县(市、区)结核病定点医院的实验室添置必要的结核病分子生物学检测设备。

特此报告！

附件：结核病定点医院的结核病实验室分子生物学设备已有情况和采购计划

江苏省疾病预防控制中心

2016 年 12 月 1 日

抄送：省委省计生委疾控处

江苏省疾病预防控制中心办公室　　　　　　　2016 年 12 月 1 日印发

附件：　　县级结核病定点医院分子生物学设备已有情况和采购计划

市　级	县　区	单　　位	设备已有情况				计划采购LAMP的医院
			基因Xpert	基因芯片	HAINS	LAMP	
南京市	市级定点医院	南京胸科医院		1			
	浦口	浦口中心医院					1
	江北	江北人民医院					1
	江宁	江宁医院					1
	溧水	溧水人民医院					1
	六合	六合区人民医院					1
	高淳	高淳区人民医院					1
无锡	市级定点医院	无锡市传染病医院		1			
	惠山	惠山区人民医院					1
	锡山	锡山人民医院分院					1
	江阴	江阴市疾控中心				1	
	宜兴	宜兴市人民医院					1
徐州市	市级定点医院	徐州市传染病医院	2		1		
	丰　县	丰县人民医院	1				
	沛　县	沛县人民医院	1				
	睢宁县	睢宁县人民医院	1				
	邳州市	邳州市人民医院	1				
	新沂市	新沂市人民医院	1				
	贾汪区	徐州矿务集团第二医院东山分院	1				
常州市	市级定点医院	常州市第三人民医院		1			
	武进	武进中医院					1
	金坛	金坛人民医院					1
	溧阳	溧阳人民医院					1
苏州市	市级定点医院	苏州第五人民医院		1			
	高新区	苏州高新区人民医院					1
	工业园区	苏州工业园区星海医院					1
	吴江	吴江人民医院					1
	太仓	太仓市人民医院					1

市　级	县　区	单　　位	设备已有情况				计划采购LAMP的医院
			基因Xpert	基因芯片	HAINS	LAMP	
苏州市	常熟	常熟第二人民医院					1
	昆山	昆山人民医院					1
	张家港	张家港人民医院					1
	相城	苏州相城人民医院					1
	木渎	木渎人民医院					1
南通市	市级定点医院	南通市第六人民医院	1	1			
	通州区	南通市通州区第二人民医院	1				
	海安县	海安县人民医院	1				
	如皋市	如皋市人民医院	1				
	如东县	如东县人民医院	1				
	海门市	海门市人民医院	1				
	启东市	启东市第三人民医院	1				
连云港	市级定点医院	连云港第四人民医院		1			
	东海	东海县人民医院					1
	灌云	灌云人民医院					1
	灌南	灌南新区人民医院					1
	赣榆	赣榆人民医院					1
淮安市	市级定点医院	淮安第四人民医院		1			
	涟水	涟水人民医院					1
	淮阴	淮阴医院					1
	盱眙	盱眙人民医院					1
	金湖	金湖人民医院					1
	洪泽	洪泽人民医院					1
	淮安区	淮安医院					1
盐城市	市级定点医院	盐城市第二人民医院		1			
	响水	响水疾控中心					1
	射阳	射阳人民医院					1
	大丰	大丰人民医院					1
	东台	东台人民医院				1	
	建湖	建湖人民医院					1

市　级	县　区	单　　　位	设备已有情况				计划采购LAMP的医院
			基因Xpert	基因芯片	HAINS	LAMP	
盐城市	滨海	滨海人民医院	1				
	阜宁	阜宁人民医院	1				
扬州市	市级定点医院	扬州三院		1			
	高邮	高邮人民医院					1
	宝应	宝应人民医院					1
	仪征	仪征人民医院					1
	江都	江都第三人民医院					1
镇江市	市级定点医院	镇江三院	2		1		
	句容	句容人民医院	1				
	扬中	扬中人民医院	1				
	丹阳	丹阳人民医院	1				
泰州市	市级定点医院	泰州市人民医院	1		1		
	高港区	泰州市第三人民医院	1				
	姜堰区	泰州市第二人民医院	1				
	泰兴市	泰兴市人民医院	1				
	兴化市	兴化市人民医院	1				
	靖江市	靖江市第二人民医院	1				
宿迁市	市级定点医院	宿迁市疾控中心		1			
	市辖区	宿迁中医院					1
	泗阳	泗阳疾控中心					1
	宿城区	宿城区人民医院					1
	泗洪	泗洪疾控中心					1
	沭阳	沭阳疾控中心					1
		合计	28	9	4	2	44

江苏省疾控中心《关于采购结核分枝杆菌分子生物学检测试剂的申请报告》

中心领导：

今年 2 月 1 日，国务院下发了《全国结核病防治规划（2016—2020 年）》，要求到 2020 年之前，我国的肺结核患者的病原学阳性率达到 50％以上、病原学阳性患者的分子生物学耐药检测比例达到 80％、耐多药肺结核高危人群耐药筛查率达到 95％以上。为了完成以上目标，今年已在中央和省级专项中安排了结核病分子生物学检测试剂的采购经费。根据我省各设区市 2016 年的患者数进行估算，结合以往招标价格，计划采购结核病分子生物学检测试剂共计 500 万元（清单详见附件），请中心领导批准采购 。

慢传所

2017 年 3 月 30 日

附件：

2017 年结核菌分子生物学检测试剂招标采购清单

试 剂 名 称	招标数量（人份）	预计单价（元）	金额（元）
迪澳结核分枝杆菌复合群核酸检测试剂盒	12 000	95	1 140 000
HAIN 耐多药结核分枝杆菌诊断试剂套装	3 000	180	540 000
晶芯结核分枝杆菌耐药基因检测试剂盒（DNA 微阵列芯片法）	6 000	180	1 080 000
结核分枝杆菌 rpoB 基因和突变检测试剂盒（实时荧光 PCR 法）	14 000	160	2 240 000
合　　计	35 000		5 000 000